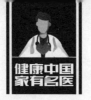

健康中国
家有名医

带状疱疹
诊断与治疗

总策划　王韬 教授
中国科普作家协会　医学科普创作专委会主任委员

主审 —— 李　斌
主编 —— 谢韶琼　姜文成

上海科学技术文献出版社
Shanghai Scientific and Technological Literature Press

图书在版编目（CIP）数据

带状疱疹诊断与治疗 / 谢韶琼，姜文成主编；李斌主审 .
—上海：上海科学技术文献出版社，2023
　　（健康中国·家有名医丛书）
　　ISBN 978-7-5439-8699-2

　　Ⅰ . ①带… 　Ⅱ . ①谢…②姜…③李… 　Ⅲ . ①带状疱疹—
诊疗—普及读物 　Ⅳ . ① R752.1-49

中国版本图书馆 CIP 数据核字 (2022) 第 207204 号

选题策划：张　树
责任编辑：姜　曼
助理编辑：仲书怡
封面设计：留白文化

带状疱疹诊断与治疗
DAIZHUANGPAOZHEN ZHENDUAN YU ZHILIAO
主审 李　斌　主编 谢韶琼　姜文成
出版发行：上海科学技术文献出版社
地　　址：上海市长乐路 746 号
邮政编码：200040
经　　销：全国新华书店
印　　刷：商务印书馆上海印刷有限公司
开　　本：650mm×900mm　1/16
印　　张：15
字　　数：155 000
版　　次：2023 年 2 月第 1 版　2023 年 2 月第 1 次印刷
书　　号：ISBN 978-7-5439-8699-2
定　　价：48.00 元
http://www.sstlp.com

"健康中国·家有名医"丛书总策划简介

王 韬

上海市同济医院急诊医学部主任兼创伤中心主任，上海领军人才，全国创新争先奖状、国家科技进步奖二等奖获得者，国家健康科普专家库首批成员，中国科协辟谣平台专家，国家电影局科幻电影科学顾问，中国科普期刊分级目录专家委员会成员，中国科普作家协会医学科普创作专委会主任委员，中华医学会《健康世界》杂志执行副总编。

带状疱疹诊断与治疗
作者简介

谢韶琼

医学博士，主任医师，副教授，硕士研究生导师，上海市皮肤病医院中医皮肤科主任，毕业于中国人民解放军海军军医大学（第二军医大学）。

姜文成

医学博士，副主任医师，毕业于上海中医药大学。

多年从事皮肤病临床工作，擅长中西医结合治疗各种皮肤科常见病和疑难病，尤其对带状疱疹有丰富的诊疗经验。

"健康中国·家有名医"丛书编委会

苑　杰　华北理工大学冀唐学院院长、主任医师、教授

罗　力　复旦大学公共卫生学院党委书记、教授

周行涛　复旦大学附属眼耳鼻喉科医院院长、主任医师、教授

唐　琼　上海市计划生育协会专职副会长

陶敏芳　上海市第八人民医院院长、主任医师、教授

桑　红　长春市第六医院主任医师、教授

薄禄龙　海军军医大学第一附属医院麻醉科副主任、副主任医师、
　　　　副教授

本书编委会

主　审　李　斌

主　编　谢韶琼　姜文成

副主编　沈　芳　杨　扬

编　委　王明霞　陈　曦　张春玉　郑　淇

总　序

近日，中共中央办公厅、国务院办公厅印发了《关于新时代进一步加强科学技术普及工作的意见》，从加强科普能力建设、促进科普与科技创新协同发展等七个方面着重强调了科普是国家和社会普及科学技术知识、弘扬科学精神、传播科学思想、倡导科学方法的活动，是实现创新发展的重要基础性工作。这是对新时代科普工作提出新的明确要求，是推动新时代科普创新发展的重大契机。为响应号召，推进完成在科普发展导向上强化战略使命、发挥科技创新对科普工作的引领作用、发挥科普对于科技成果转化的促进作用的三大重要科普任务；促进我国科普事业蓬勃发展，营造热爱科学、崇尚创新的社会氛围，构建人类命运共同体，上海科学技术文献出版社特此策划推出"健康中国·家有名医丛书"。

健康是人最宝贵的财富，然而疾病是其绕不开的话题。随着社会发展，在人们物质水平提高的同时，这让更多人认识到健康的重要性，激发了全社会健康意识的觉醒。对健康的追求也有着更高的目标，不再局限于简单的治已病，而是更注重"未病先防、既病防变、愈后防复"。多方面的因素使得全民健康成为"热门"话题。

现代社会快节奏和高强度的生活方式，使我们常常处于亚健康状态。美食诱惑、运动不足、嗜好烟酒，往往导致肥胖，诱发高血压、高血脂、高血糖、高尿酸乃至冠心病、脑卒中，甚至损伤肺功能，造成肾功能衰退，而久病卧床又会造成肺炎、压疮、下肢血管栓塞等衍生疾病……凡此种种，严重影响人们的健康生活。

"经济要发展，健康要上去"，是每个老百姓的追求。"健康中

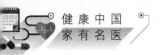
国"不是一个口号，也不是一串数字。人民健康是民族昌盛和国家富强的重要标志，健康是人们最具普遍意义的美好生活需要。该丛书遴选临床常见病、多发病，为广大读者提供一套随时可以查阅的医学科普读物。

这套丛书，为广大读者提供一份随时可以查阅的医学手册，帮助读者了解与疾病预防治疗相关的各类知识，探索疾病发生发展的脉络，为找寻最合适的治疗方法提供参考。为全社会健康保驾护航，让大众更加关注基础疾病的治疗，提高机体免疫力。在为患者答疑解惑的同时，也传递了重要的健康理念。

本丛书秉承上海科学技术文献出版社曾经出版的"挂号费"丛书理念，作为医学科普读物，为广大读者详细介绍了各类常见疾病发病情况，疾病的预防、治疗，生活中的饮食、调养，疾病之间的关系，治疗的误区，患者的日常注意事项等。其内容新颖、系统、实用，适合患者、患者家属及广大群众阅读，对医生临床实践也具有一定的参考价值。本丛书版式活泼大气、文字舒展，采用一问一答的形式，逻辑严密、条理清晰、方便阅读，便于读者理解；行文深入浅出，对晦涩难懂的术语采用通俗表达，降低阅读门槛，方便读者获取有效信息，是可以反复阅读、随时查询的家庭读物，宛若一位指掌可取的"家庭医生"。

本丛书诚邀上海各三甲医院专科医生担任主编撰稿，每册书十万余字，一病一书，精选最为常见和患者最为关心的内容，删繁就简，避免连篇累牍又突出重点。本套"健康中国·家有名医"丛书在2020年出版了第一辑21册，现在第二辑27册也顺利与广大读者见面了。

这是一份送给社会和大众的健康礼物，看到丛书出版，我甚是欣慰。衷心盼望丛书可以让大众更了解疾病、更重视健康、更懂得未病先防，为健康中国事业添砖加瓦。

2022 年 10 月

目　录

1　● **带状疱疹的基本知识**

1　○　带状疱疹在古代被称作什么

1　●　带状疱疹的中医治则治法有哪些

3　○　带状疱疹的中医预后如何

3　●　带状疱疹的流行病学及疾病负担如何

5　○　带状疱疹的发病情况如何

5　●　水痘-带状疱疹病毒的潜伏与复发机制如何

6　○　带状疱疹和水痘有什么关系

7　●　能引起皮肤病的其他病毒有哪些

14　○　带状疱疹后遗神经痛的现代医学发病机制如何

17　●　带状疱疹的好发部位有哪些

17　○　如何自我识别早期带状疱疹神经痛

18　●　带状疱疹容易误诊的情况有哪些

19　○　**带状疱疹的病因和发病机制**

19　●　中医关于带状疱疹的病因病机记载有哪些

20　○　现代医学认为带状疱疹的发病原因有哪些

21　●　带状疱疹的西医发病机制主要有哪些

22　○　**带状疱疹的临床表现**

22　●　带状疱疹的典型临床表现是什么

22　　带状疱疹的主要症状是什么

23　　带状疱疹临床分哪几期

24　　不典型带状疱疹有哪些

25　　特殊类型带状疱疹

25　　特殊类型带状疱疹发生的原因

25　　哪些人容易发生特殊类型带状疱疹

25　　带状疱疹的特殊类型有哪些

29　　带状疱疹的实验室检查

29　　带状疱疹的实验室检查有哪些具体内容

31　　带状疱疹患者血液标本如何检测

36　　带状疱疹唾液标本如何检测

38　　带状疱疹脑脊液标本如何检测

39　　带状疱疹疱液标本如何检测

42　　带状疱疹的诊断与鉴别诊断

42　　带状疱疹中医诊断标准具体有哪些

43　　带状疱疹的西医诊断标准有哪些

43　　怎样评估带状疱疹的疼痛程度

44　　带状疱疹为何需要与其他皮肤病进行鉴别

44　　带状疱疹与水痘如何鉴别

45　　带状疱疹与急性湿疹如何鉴别

45　　带状疱疹与单纯疱疹如何鉴别

45　　带状疱疹与疱疹样天疱疮如何鉴别

46　　带状疱疹与虫咬皮炎如何鉴别

46　　带状疱疹与接触性皮炎如何鉴别

46　带状疱疹与 Kaposi 水痘样疹(卡波西水痘样疹)如何
　　鉴别

48　**带状疱疹的中医治疗**

48　带状疱疹可分为哪些证型

48　带状疱疹如何辨证治疗

49　常用的带状疱疹经验方有哪些

52　治疗带状疱疹的常用中成药有哪些

57　常用的带状疱疹中医外治方有哪些

59　何为溻渍治疗

59　溻渍治疗具体步骤有哪些

60　熏蒸是如何治疗带状疱疹的

61　带状疱疹的针刺疗法作用机理是什么

61　带状疱疹的针刺疗法有哪些

67　灸法是如何治疗带状疱疹的

67　治疗带状疱疹具体有哪些灸法

72　推拿法是如何治疗带状疱疹的

75　**带状疱疹的西医治疗**

75　带状疱疹的系统治疗药物有哪些

75　抗病毒药物的作用机制如何

76　系统抗病毒药物的用法用量如何

76　系统抗病毒药物应该如何选用

77　系统抗病毒治疗起始时间及疗程如何

78　系统止痛药如何选择

78　使用系统止痛药注意事项有哪些

79 ○ 常用系统止痛药用法用量如何

80 ● 营养神经药物的作用机制如何

80 ○ 营养神经药物的用法用量如何

80 ● 常用免疫调节药物作用及用法用量如何

81 ○ 带状疱疹局部治疗原则是什么

81 ● 外用抗病毒药物有哪些

81 ● 外用抗病毒药物的适应证、用法用量、禁忌证、不良反
　　　应和注意事项有哪些

83 ○ 外用止痛药有哪些

84 ● 外用止痛药的适应证、用法用量、禁忌证、不良反应和
　　　注意事项有哪些

86 ● 干燥收敛的药物有哪些

87 ○ 外用干燥收敛药的适应证、用法用量、禁忌证、不良反
　　　应和注意事项有哪些

89 ○ 若皮损处继发感染可以使用哪些药物

89 ● 常用抗感染药膏的适应证、用法用量、禁忌证、不良反
　　　应和注意事项有哪些

91 ● 什么是物理治疗

92 ○ 常用的带状疱疹物理治疗有哪些

92 ● 半导体激光的作用机制是什么

93 ○ 半导体激光的治疗方法如何

93 ● 半导体激光在治疗带状疱疹过程中如何应用

98 ○ 音频电疗的作用机制是什么

98 ● 音频电疗的治疗方法如何

98　○　音频电疗在治疗带状疱疹过程中如何应用

99　●　超短波的作用机制是什么

100　○　超短波治疗方法如何

100　●　在带状疱疹治疗过程中如何应用超短波

102　○　氦氖激光的作用机制是什么

103　●　氦氖激光治疗方法如何

103　○　在带状疱疹治疗过程中如何应用氦氖激光

106　●　**特殊人群带状疱疹治疗注意事项**

106　○　孕妇得了带状疱疹如何治疗

106　●　儿童带状疱疹如何治疗

107　○　肾功能障碍患者带状疱疹如何治疗

107　●　眼部带状疱疹患者如何治疗

108　○　耳带状疱疹患者如何治疗

108　●　难治性带状疱疹患者如何治疗

108　○　内脏带状疱疹患者如何治疗

109　●　HIV 感染者带状疱疹如何治疗

109　○　糖皮质激素治疗带状疱疹的机制是什么

109　●　糖皮质激素治疗带状疱疹有什么利弊

110　○　什么情况下可以使用糖皮质激素

111　●　带状疱疹的疗效如何评估

112　○　**带状疱疹患者的健康宣教**

112　●　人体内会携带水痘-带状疱疹病毒吗

112　○　水痘-带状疱疹病毒通过什么途径传播

113　●　带状疱疹好发于什么季节

113　○　如何预防带状疱疹的发生

113　●　哪些人容易得带状疱疹

114　○　哪些不良习惯会增加带状疱疹发生率

114　●　长期熬夜的人是不是易得带状疱疹

115　○　带状疱疹发病后的高峰期是什么时候

115　●　带状疱疹发病周期有多少时间

115　○　带状疱疹患者需要采取隔离措施吗

116　●　年轻人会得带状疱疹吗

116　○　带状疱疹患者痊愈后会复发吗

117　●　带状疱疹患者可以去哪类医院就诊

117　○　带状疱疹需要治疗吗

117　●　带状疱疹的治疗目标是什么

118　○　带状疱疹患者卧床休息时适合哪种体位

118　●　带状疱疹患者的疼痛如何处理

118　○　带状疱疹患者可以选择哪些运动

119　●　带状疱疹患者服用抗病毒药物时需要注意什么

119　○　患者服用抗病毒药物期间可以饮酒吗

120　●　带状疱疹患者的居住环境有什么要求

121　○　带状疱疹患者在劳逸结合方面应注意什么

122　●　带状疱疹老年患者的特点是什么

122　○　针对带状疱疹患者因疼痛引起的相关情绪反应有
　　　　●　哪些护理措施

123　○　针对带状疱疹患者的西医止痛措施有哪些

124　●　针对带状疱疹患者的中医止痛措施有哪些

124　○　带状疱疹患者的健康宣教重点有哪些

125　●　带状疱疹患者的生活起居注意点有哪些

126　○　**带状疱疹患者的科学饮食**

126　●　带状疱疹患者如何进行饮食护理

126　○　带状疱疹患者需要戒烟戒酒吗

127　●　带状疱疹患者发病期间能喝鸡汤吗

127　○　带状疱疹患者发病期间饮食禁忌有哪些

127　○　带状疱疹患者发病期间能喝咖啡和奶茶吗

128　○　适合带状疱疹患者的食谱有哪些

129　○　带状疱疹患者可以吃药膳吗

129　○　脾虚湿蕴型带状疱疹患者的食疗方有哪些

130　●　肝经郁热型带状疱疹患者的食疗方有哪些

131　○　气滞血瘀型带状疱疹患者的食疗方有哪些

132　●　带状疱疹患者的饮食护理基本原则是什么

133　○　**带状疱疹患者的皮肤护理**

133　●　带状疱疹患者皮损处如何护理

133　○　头面部带状疱疹患者的皮肤如何护理

134　●　发生在眼部的带状疱疹应该如何护理

134　○　发生在耳部的带状疱疹应该如何护理

134　●　带状疱疹患者局部皮损的中医护理措施有哪些

135　○　得了带状疱疹可以洗澡吗

135　●　带状疱疹水疱要不要弄破

136　○　带状疱疹患者痊愈后会留疤痕吗

136　●　带状疱疹皮损恢复后皮肤屏障需要修复吗

136　　皮肤屏障如何修复

137　　带状疱疹患者常用的外用药物有哪些

138　　溶液类外用药的用法及注意事项是什么

138　　洗剂类外用药的用法及注意事项是什么

139　　乳膏类外用药使用时的注意事项及用量是什么

139　　涂抹两种以上药物时要注意先后顺序吗

139　　外用药使用时用药次数有要求吗

140　　中药散剂(青黛散)的用法及注意事项是什么

140　　其他外用制剂的使用方法及注意事项是什么

141　　用药护理需要注意哪些方面

142　　三叉神经眼支配区域的带状疱疹的临床表现及护理
　　　　如何

143　　耳部带状疱疹的临床表现及护理如何

143　　胃肠道、泌尿道带状疱疹的临床表现及护理如何

144　　带状疱疹中医药治疗是否有效

145　　口服中药的注意事项有哪些

146　　中药煎煮要注意些什么

147　　什么是情志护理? 它的作用是什么

148　　情志护理的原则是什么

149　　情志护理的方法有哪些

151　　微创介入治疗的护理如何

152　　**带状疱疹的预防**

152　　带状疱疹预防措施有哪些

152　　带状疱疹疫苗有哪些种类

155　　如果第二针疫苗延期了,需要重新接种吗

155　　两种带状疱疹疫苗应该如何选择

156　　两种疫苗可以同时打吗

157　　国内现在两种疫苗都可以选择吗

157　　听说带状疱疹能自愈,还需要预防吗

157　　之前接种过水痘疫苗,还有必要接种带状疱疹疫苗吗

158　　带状疱疹疫苗预防效果如何? 之后还需要接种吗

159　　接种疫苗后就不会得带状疱疹了吗

159　　哪些人群建议接种带状疱疹疫苗

160　　为什么50岁及以上的人才能接种带状疱疹疫苗

160　　疫苗对已经发作的带状疱疹和后遗神经痛有治疗
　　　　作用吗

161　　带状疱疹疫苗对生殖器疱疹有用吗

161　　接种完疫苗后如何知道产生效力了

161　　有基础疾病的人可以接种吗

162　　接种后有哪些不良反应

162　　哪些人不应接种疫苗

163　　接种疫苗有没有风险(副作用)? 会不会接种了反而
　　　　患病

163　　疫苗接种费用如何

164　　**理疗保健**

164　　拔罐的作用原理是什么

165　　拔罐的方法有哪些

166　　不同的罐印代表哪些健康问题

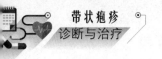

167 ○ 艾灸治疗疾病的原理是什么

168 ● 艾灸治疗如何操作

169 ○ 艾灸后出现反应代表什么

170 ● 艾灸治疗注意事项有哪些

171 ○ 足浴有哪些种类

172 ● 为预防带状疱疹应选择哪种足浴

172 ○ 为预防带状疱疹在足浴时可以选择哪些中药

174 ● 足浴的正确操作流程是怎样的

175 ○ 哪些人不适宜足浴

175 ● 推拿的作用原理是什么

176 ○ 推拿时需要注意些什么

177 ● 哪些情况下不宜推拿

177 ○ 哪些情况下禁止推拿

177 ● 刮痧的作用原理是什么

178 ○ 刮痧需要哪些工具

178 ● 刮痧板如何选择

180 ○ 刮痧油如何选择

180 ● 刮痧的操作要点有哪些

181 ○ 刮痧有哪些注意事项

181 ● 刮痧越红、越疼越有效果吗

182 ○ 哪些人不宜刮痧

182 ● 中药熏蒸疗法的作用原理是什么

183 ○ 预防保健可以选择哪些中药

183 ● 中药熏蒸怎么操作？有哪些注意事项

184 ○ 可以自己在家进行中药熏蒸吗

184 ● 中药熏蒸疗法有哪些禁忌证

185 ○ 芳疗的作用原理是什么

185 ● 芳疗的特点是什么

186 ○ 中医和西医的芳疗有什么不同

186 ● 日常如何进行芳疗

187 ○ 什么时间最适合芳疗

187 ● 哪些人群适合芳疗

187 ○ 芳疗时需注意哪些事项

188 ● 多种理疗方法可以一起进行吗

188 ○ 日常生活起居保健要点有哪些

190 ● 食疗有什么特点

191 ○ 食疗应如何选择正确的食材

193 ● 食疗应注意避免哪些误区

194 ○ 有氧运动有哪些

196 ● 进行有氧运动前需要做哪些准备

196 ○ 有氧运动是不是越多越好

196 ● 古代功法有哪些

197 ○ 八段锦动作如何

199 ● 八段锦什么时间练最好

199 ○ 八段锦练习的频率是多少

200 ● 八段锦适宜哪些人练

200 ○ 八段锦练习多久能起作用

200 ● 易筋经动作如何

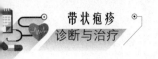

204　哪些人适合练易筋经

205　易筋经能单个动作练习吗

205　如何配合音乐练习

205　太极拳有哪些基本特征

206　太极拳流派有哪些

211　什么时间练习太极拳最适宜

211　太极拳练习量一般是多少

211　华佗五禽戏动作如何

213　哪些人不宜练习五禽戏

214　五禽戏能单独练习吗

214　五禽戏的练习频率是多少

214　什么时间段练习五禽戏最合适

带状疱疹的基本知识

带状疱疹在古代被称作什么

带状疱疹在中医古代文献中记载颇多,其病名在中医古籍中亦不尽相同。例如隋代巢元方在其创作的《诸病源候论》卷三十五中将本病称作甑带疮;元代危亦林在《世医得效方》卷十九中称带状疱疹为"蛇缠疮";明代王肯堂在《证治准绳》卷四中提出"或问绕腰生疮,累累如珠,何如? 曰:是名火带疮,亦名缠腰火丹",将本病称作缠腰火丹、火带疮;申斗垣在《外科启玄》卷七中称带状疱疹作"蛇窠疮""蜘蛛疮";万全在《育婴家秘》中则称带状疱疹作"蛇缠虎带";李时珍在《本草纲目》中称带状疱疹作"火带疮";陈实功编写的《外科正宗》中称作"火丹";清朝吴谦主编的《医宗金鉴·外科心法要诀》中称作"蛇串疮"。总之,历代医家对本病的称谓不一,据不完全统计有十几种。然而,名虽各异,实指一病,从各位医家对此病的具体描述就可以看出他们讲的是带状疱疹。

带状疱疹的中医治则治法有哪些

隋代的《诸病源候论》对"甑带疮"的症状、病因进行了论述,

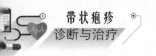
但并无治疗方药。宋以前的文献对带状疱疹的治疗也较少记载,至明清时期带状疱疹的治疗才有了较大的发展,对于该病不仅进行了病因病机分析,还记载了辨证分型及内外治疗方药。明代《外科正宗》中记述:"火丹者,心火妄动,三焦风热乘之,故发于肌肤之表,有干湿不同,红白之异。干者色红,形如云片,上起风粟,作痒发热,此属心、肝二经之火,治以凉心泻肝,化斑解毒汤是也。湿者色多黄白,大小不等,流水作烂,又且多疼,此属脾、肺二经湿热,宜清肺泻脾,除湿胃苓汤是也。腰肋生之,肝火妄动,名曰缠腰丹,柴胡清肝汤。外以柏叶散、如意金黄散敷之。"其对带状疱疹的治疗,不仅有法有方,还有外治法。清朝《医宗金鉴·外科心法要诀》中说:"缠腰火丹,此证俗名称蛇串疮,有干湿不同,红黄之异,皆如累累珠形。干者色红赤,形如云片,上起风粟,作痒发热。此属肝心二经风火,治宜龙胆泻肝汤。湿者色黄白,水疱大小不等,作烂流水,较干者多疼,系属脾肺二经湿热,治宜除湿胃苓汤。若生于腰肋,则系肝火妄动,宜用柴胡清肝汤治之。其间小疱,用线针穿破,外用柏叶散敷之。"《外科大成》则记载:"缠腰火丹,一名火带疮,俗名蛇串疮。初生于腰,紫赤如疹,或起水疱,痛如火燎,由心肾不交,肝火内炽,流入膀胱而缠带作也。宜内疏黄连汤清之,壮实者贵金丸下之,外以清凉膏涂之自愈。"到了清朝,人们对带状疱疹的认识愈加明确,不仅有法有方,有内服外治,还依据中医辨证论治的原则,分出不同证型,分别提出各自的治疗方法。这与现代中医对带状疱疹的治疗几乎是一致的。

带状疱疹的中医预后如何

古代医家对于带状疱疹不仅主张积极治疗,而且通过大量的临床实践,充分认识到此疾病的严重性,并对带状疱疹作出预后记载。清朝《医宗金鉴·外科心法要诀》中则有:"若不速治,缠腰已遍,毒气入脐,令人膨胀,闷呕者逆。"《外科大成》中有:"缠腰火丹……如失治,则缠腰已遍,毒由脐入。膨胀不食者,不治。"这充分说明,古代医家认识到重症的带状疱疹可能会危及人们的生命,因此,一旦遇到此病应积极治疗,以解除患者的痛苦。通过以上对古代医家论述带状疱疹记载的总结与摘述,可以看到古代医家对带状疱疹这一疾病已经有了一个完整的认识和治疗方案,虽然他们不知道带状疱疹是由于感染了水痘-带状疱疹病毒引起的,而这种病毒能长期潜伏于人体内,但是并不妨碍他们在临床中对带状疱疹进行有效的治疗,而且中医的许多独特的治疗办法,被临床实践证明是十分有效的。

带状疱疹的流行病学及疾病负担如何

水痘-带状疱疹病毒血清学研究显示,约99.5％的40岁以上美国人曾感染过水痘-带状疱疹病毒,亚太国家及地区中,约90％的30～39岁成人水痘-带状疱疹病毒血清学阳性,绝大多数

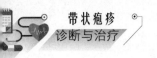

4 岁以上人群血清学阳性。我国调查数据显示,北京和广州 50 岁以上人群水痘-带状疱疹病毒血清阳性率分别为 95.63% 和 99%。因此,全球范围内,绝大多数老年人有患带状疱疹的风险。

数据显示,约 1/3 的人在一生中会得带状疱疹。全球普通人群带状疱疹发病率为每年 3~5/1 000 人,带状疱疹复发率为每年 1%~6%,60 岁以上人群带状疱疹发病率为每年 8~12/1 000 人。目前国内对带状疱疹的大样本流行病学研究较为缺乏,一项横断面研究统计了 17 个城市,36 170 名年纪大于等于 40 岁的人,带状疱疹的患病率为 7.7%。中国疾控中心对我国 5 个省(市)的调查数据显示,2010—2012 年我国 50 岁及以上人群带状疱疹发病率为每年 3.43/1 000 人。而带状疱疹后遗神经痛(PHN)的人群发病率为每年 3.9~42.0/10 万人,9%~34% 的带状疱疹患者会发生带状疱疹后遗神经痛,并且发病率随年龄增大而逐步升高,60 岁及以上带状疱疹患者约 65% 会发生带状疱疹后遗神经痛,70 岁及以上者可达 75%。我国尚缺乏具体的带状疱疹后遗神经痛流行病学研究数据,据资料估计,我国约有 400 万的带状疱疹后遗神经痛患者。

带状疱疹属于不完全免疫,正常人仅有 4% 复发率,但对于免疫功能异常的患者(如红斑狼疮、癌症、移植术后使用免疫抑制剂的患者),复发率会增高。移植术后患者固体器官带状疱疹的总发病率为 8.6%,其中肝移植发病率 5.7%、肾移植发病率 7.4%、肺移植发病率 15.1%、心脏移植发病率 16.8%。红斑狼疮患者带状疱疹总发病率为 4.45%,年发病率为 6.4/1 000 人。

带状疱疹在我国疾病负担严重,根据北京市的一项研究,带状疱疹患者人均直接经济负担为 1 614.47 元,并且人均经济负担随年龄增长而显著增加,65 岁以上年龄组为 2 930.99 元,带状疱疹后遗神经痛组患者人均经济负担更高,为 4 142.04 元。据估计,我国每年带状疱疹患者数量为 277 万,其中 50 岁及以上人群每年新发带状疱疹病例超过 150 万,疾病花费约 13 亿元。2010 年中国 50 岁以上人群带状疱疹患者约 900 万,经济负担超过 77 亿元。

带状疱疹的发病情况如何

水痘-带状疱疹病毒在初次感染或隐性感染后,会潜伏于脊髓后根神经节中,受刺激再次激活引起带状疱疹。随着糖皮质激素及免疫调节类药物的使用,带状疱疹的发生率逐年升高并趋于年轻化。在美国,约 90% 的成人易感带状疱疹,约 30% 的人一生中至少会患一次带状疱疹,由此产生的医疗负担也不容忽视。

水痘-带状疱疹病毒的潜伏与复发机制如何

水痘-带状疱疹病毒通过飞沫或空气传播,因此低免疫力人群(多数为儿童)可能仅因咳嗽或呼吸感染。初次感染后病毒进

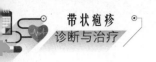

入皮肤的感觉神经末梢,沿着脊髓后根或三叉神经节神经纤维向中心移动,以一种持久潜伏的形式长期存在于脊神经或颅神经感觉神经节中。当人体免疫力低下或受到一些非特异性刺激(如劳累、饮酒、患病、月经等)后病毒再次活动,生长繁殖,导致受侵犯的神经节发炎或坏死,产生神经痛,同时活动的病毒从一个或数个相邻的神经节沿相应的感觉神经纤维传播到皮肤,造成单侧分布的红斑基础上的簇集性水疱(即带状疱疹)。

带状疱疹和水痘有什么关系

水痘和带状疱疹的致病原因有细微的区别。水痘是由水痘-带状疱疹病毒初次感染引起的。而带状疱疹虽然也是由水痘-带状疱疹病毒引起的,但它可能是由潜伏体内的病毒引起的。带状疱疹和机体的免疫力有很大关系。感冒、过劳等情况都能诱发带状疱疹。

水痘和带状疱疹的临床症状也是不同的。水痘发病很急。年长儿童和成人在皮疹出现前,会出现发热、头痛、全身倦怠、恶心、呕吐、腹痛等症状,而小儿患者皮疹和全身症状会同时出现。患者的口腔、咽部、眼结膜、外阴、肛门等处黏膜也会受到侵袭。而带状疱疹患者会在发疹前出现乏力、低热、食欲缺乏等症状。随后患者的皮肤表面会出现红斑或丘疹。带状疱疹最典型的症状是神经痛。

水痘和带状疱疹的治疗方法也是不一样的。水痘患儿应早期隔离,直到全部皮疹结痂为止,治疗上采取对症治疗。而带状疱疹需要抗病毒、营养神经、止痛等治疗。如果通过服药难以缓解疼痛,可以采用神经阻滞疗法或中医定向、针灸等方法进行治疗。

能引起皮肤病的其他病毒有哪些

引起感染性皮肤病的病毒达 500 多种,简单的分类原则主要包括:①核酸类型及结构;②病毒体的形状和大小;③病毒体的形态结构;④对脂溶剂的敏感性等。根据感染后的皮疹表现可分为:①水疱型,如单纯疱疹、带状疱疹、水痘、天花等;②发疹型,如麻疹、风疹等;③新生物型,如寻常疣、传染性软疣等。根据其核酸的化学成分可分为脱氧核糖核酸(DNA)病毒和核糖核酸(RNA)病毒两大类,又根据病毒的大小、形状、病毒颗粒的亚结构及抗原性分出不同亚类。

1. 人类疱疹病毒性皮肤病

疱疹病毒是一组有包膜的脱氧核糖核酸病毒,有嗜皮肤和嗜神经性,分为 α, β 和 γ 三个亚组,可感染人类的有 8 种,包括单纯疱疹病毒 1 型(人类疱疹病毒 1 型)、单纯疱疹病毒 2 型(人类疱疹病毒 2 型)、水痘-带状疱疹病毒(人类疱疹病毒 3 型)、EB病毒(人类疱疹病毒 4 型)、巨细胞病毒(人类疱疹病毒 5 型)、人类疱疹病毒 6 型、人类疱疹病毒 7 型、人类疱疹病毒 8 型。病毒感染宿主细胞可表现为多种感染类型,如显性感染、潜伏感染、

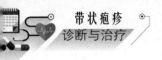
整合感染、先天性感染等。

(1) 单纯疱疹病毒(HSV)感染

单纯疱疹病毒 1 型初发感染发生在儿童,主要引起生殖器以外的皮肤黏膜及脑部感染;2 型初发感染主要见于青少年或成人,通过密切性接触或垂直感染传播,主要引起生殖器部位或新生儿感染。病毒侵入皮肤黏膜后,再局部增殖形成初发感染,后沿神经末梢上行至支配神经的神经节内长期潜伏,当受到某种因素(如抵抗力下降等因素)激惹后,病毒可被激活并移行至神经末梢分布的上皮组织。其潜伏感染与复发的机制可能与病毒感染后的免疫逃逸、潜伏相关转录体(LAT)基因对病毒早期蛋白表达的抑制及其调控、病毒基因组与宿主细胞的相互作用、病毒基因组编码的非编码单链核糖核酸(micro RNA)介导的调控作用及多功能转录因子(CTCF)特异结合的序列等有关。临床表现为疱疹性龈口炎、新生儿单纯疱疹、疱疹性湿疹、接种性疱疹、疱疹性角膜结膜炎、生殖器疱疹和复发型疱疹,主要表现为红斑、簇集状小丘疹和小水疱,破溃后形成表浅溃疡。

(2) 人类疱疹病毒感染

人类疱疹病毒 4 型(HHV-4),即 EB 病毒(EBV),是传染性单核细胞增多症的病原体,又与恶性淋巴瘤、鼻咽癌有关,通过吸附人类 B 淋巴细胞表面的 CD21 分子而感染 B 细胞,临床常表现为极度疲乏、咽喉炎或扁桃体炎、颈后淋巴结大、肝大和脾大。巨细胞病毒(CMV)是巨细胞包涵体病的病原体,因感染的细胞肿大并具有大的核内包涵体而命名。巨细胞病毒多为潜伏感染,常可由怀孕、多次输血或器官移植等因素激活,也可发生显性感染。此病毒还可发生垂直传播,对胎儿危害较大,是引起先天性畸形的重要病原之一,也是器官移植、肿瘤、艾滋病死亡的重要原因。人类疱疹病毒6型(HHV-6)的形态结构与其他疱疹病毒相似,而分子病毒学和免疫学研究却显示有不同之处。原发感染可引起幼儿丘疹或婴儿玫瑰疹,之后长期潜伏在人体内,血液淋巴细胞和涎腺可能是潜伏的重要部位。当机体免疫功能低下或使用免疫抑制剂时,潜伏的人类疱疹病毒6型被激活,在器官移植的患者中引起发热性疾病、间质性肺炎、骨髓抑制和骨髓衰竭,也可能与人类疱疹病毒4型共同作用引起慢性自发性荨麻疹。人类疱疹病毒7型(HHV-7)是在研究艾滋病时意外发现的,与人类疱疹病毒6型相同,在原发感染后,长期潜伏在人体内,但其潜伏部位尚未完全清楚。人类疱疹病毒8型(HHV-8)也被称为卡波西肉瘤相关疱疹病毒(KSHV),在艾滋病、卡波西肉瘤患者的血清、血浆、外周血白细胞中可检测到其脱氧核糖核酸。研究显示,人类疱疹病毒8型可能与卡波西肉瘤、增生性疾病的发病有关。疱疹病毒包括人类疱疹病毒4型、人类疱疹病毒6型、人类疱疹病毒7型和人类疱疹病毒8型可能对人免疫缺陷病毒(HIV)的感染和发展有促进作用,对单纯疱疹病毒的抑制治疗可降低人类免疫缺陷病毒1型(HIV-1)的感染性并延迟其进展。

2. 痘病毒感染性皮肤病

痘病毒是一类体积非常大且独特的双链脱氧核糖核酸病毒,外形似砖块,核衣壳呈复合对称。痘病毒所有核酸的复制均在感染细胞的胞质内完成,而细胞的所有多聚酶、连接酶等都位

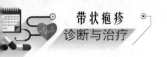

于核内,不能被病毒利用。因此,痘病毒的病毒体内携带转录酶,可转录、合成病毒复制过程中需要的所有酶。痘病毒也可直接合成自己的包膜,而不是仅对宿主细胞膜进行改造利用。痘病毒感染可在宿主细胞胞质内形成包涵体。天花病毒、牛痘病毒、副牛痘病毒和传染性软疣病毒均属痘病毒。天花病毒的野生株在 1977 年已绝迹,牛痘病毒则被制成预防天花病毒的疫苗。传染性软疣病毒为另一种痘病毒,目前发现 4 型和若干亚型,皮肤间密切接触是主要的传播方式。临床表现为灰色或珍珠色的直径为 3～5 毫米大小的板球形丘疹,表面有蜡样光泽,其中心有脐窝,可挤出乳白色干酪样物质,为感染细胞胞质内大的嗜酸性包涵体,称为软疣小体。

3. 人乳头瘤病毒性皮肤病

人乳头瘤病毒是一组无包膜的小脱氧核糖核酸病毒,能够诱发人和多种高级脊椎动物(如兔、牛及狗等)的皮肤黏膜产生疣和乳头状瘤。根据形态与致病情况,可分为三种:人乳头瘤病毒、多瘤病毒、空泡病毒。其中人乳头瘤病毒已成为严重危害人类健康的重要病原体。目前已发现超过 200 多种不同的人乳头瘤病毒型、亚型和突变株,可感染皮肤基底上皮细胞或组织黏膜,分为皮肤型和黏膜型。人乳头瘤病毒皮肤型一般侵犯手足的皮肤导致寻常疣;黏膜型主要感染口、咽喉、呼吸道或生殖器的被覆上皮。人乳头瘤病毒通过皮肤黏膜微小破损进入细胞内复制、增殖,导致上皮细胞异常分化和增生,引起上皮良性赘生物。与一般病毒的侵入方式不同,人乳头瘤病毒侵入基底细胞后分解为各个组分,随基因组复制完成蛋白质表达后再重新组合成新的颗粒,干扰细胞角蛋白多肽的表达,引起上皮细胞的角化异常。也有研究表明,人乳头瘤病毒可能在细胞周期的调控中导致细胞的异常增殖。在临床表现为寻常疣、扁平疣、跖疣和尖锐湿疣,典型皮损为黄豆大小的褐色或皮色丘疹,表面粗糙或光滑,搔抓后可形成自体接种。

4. 肝炎病毒相关性皮肤病

近年研究发现,许多皮肤病的发生可能与丙型肝炎病毒(HCV)感染有关,包括冷球蛋白血症、结节性多动脉炎、迟发卟啉症、扁平苔藓、荨麻疹、坏死松解性肢端红斑、白癜风、多形红斑、痒疹和获得性大疱性表皮松解症等。目前丙型肝炎病毒在皮肤或黏膜中是否复制尚未得到明确证实。小儿丘疹性肢端皮炎也被认为是乙肝病毒感染的皮肤表现,与乙肝病毒的抗原抗体复合物沉积有关。

5. 微小 RNA 病毒感染性疾病

柯萨奇病毒(Cox V)分类在微小核糖核酸病毒科、肠道病毒属,因其对乳鼠的致病性不同而分成 A、B 两组,可引起柯萨奇湿疹。埃可病毒有 38 个血清型,可引起多种严重的临床综合征,如无菌性脑膜炎、多发性神经根炎、心肌炎、流行性肌痛、呼吸道或出疹性疾病等。研究显示,埃可病毒 E11 型和 E30 型具有较高的遗传变异性,其 1/3 核苷酸是可变的。

6. 副黏病毒感染性疾病

麻疹是一种高度传染的急性传染病,以发热、结膜炎、上呼吸道感染、科氏斑(Koplik spot)及全身红色斑丘疹为主要表现。其传染性强,从感染后的第 5 天到出疹后的第 5 天都具有传染

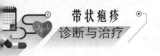

性,愈后可获得持久免疫力。在感染麻疹病毒后的第2~4天,病毒在上呼吸道组织中复制,扩散至局部淋巴组织,由肺巨噬细胞携带进入血液,并在巨噬细胞和淋巴细胞中复制释放引起第二次病毒血症,播散至全身网状内皮系统,随后扩散至全身上皮组织而出现前期症状。在感染的第13~16天出现全身广泛的皮疹,随着细胞免疫应答的形成,特异性抗体出现终止病毒的复制。风疹病毒是一种良性呼吸道发疹性传染病,从出疹前5天到出疹后2天具有传染性,表现为发热、皮疹和浅表淋巴结大。因可经胎盘发生宫内感染,若妊娠初3个月内感染可致先天性畸形。呼吸道合胞病毒临床上常引起下呼吸道感染,少数则表现为病毒疹,其毒粒结构和成熟过程与其他副黏病毒相似,并有一个特殊的结构蛋白M2在病毒的转录和复制中起着重要作用。

7. 虫媒病毒感染性疾病

虫媒病毒是一种通过在脊椎动物和嗜血节肢动物宿主间传播的病毒,有250多种,可感染人的至少有80种,主要包括黄病毒科(如乙型脑炎病毒、黄热病毒、森林脑炎病毒)、披膜病毒科(如东方马脑炎病毒、西方马脑炎病毒、委内瑞拉马脑炎病毒)和布尼亚病毒科(如汉坦病毒、克里米亚-刚果出血热病毒)等。2011年首次在库蚊中发现的新型虫媒病毒——南定病毒——可能与急性脑炎综合征的发生有关。

8. 细小病毒感染性疾病

细小病毒B19是目前已知对人类致病的细小病毒,可在人血红细胞中进行复制,同时在皮肤细胞中增殖,使表皮细胞水肿、真皮乳头层血管扩张、内皮细胞肿胀出血,引起传染性红斑、紫癜等,以面部、臀部、四肢特异性红斑为临床特征,在我国儿童中有较高的感染率和发病率。

9. 获得性免疫缺陷综合征

人类疫缺陷病毒(HIV),俗称艾滋病病毒,可引起获得性免疫缺陷综合征。人类免疫缺陷病毒归属在反转录病毒科慢病毒中的灵长类免疫缺陷病毒亚属。人类免疫缺陷病毒具有独特的病毒颗粒结构,其结构蛋白主要有 4 组基因编码,gag 基因编码病毒的核心蛋白,pol 基因编码病毒复制所需的酶,pol 和 gag 基因重叠区内起始的一段序列称为 por 基因,它编码蛋白酶 p22, p22 在裂解 HIV 蛋白前体形成终末成熟蛋白的过程中起着主要作用,env 基因编码人类免疫缺陷病毒包膜糖蛋白前体 gp160。人类免疫缺陷病毒进入人体后其包膜糖蛋白 gp120 感染 T4 淋巴细胞,或感染其他类型细胞(如 B 淋巴细胞、单核细胞及不同的细胞系),在靶细胞核内通过反转录整合自身脱氧核糖核酸到宿主细胞的脱氧核糖核酸中;或重新装配成新的病毒颗粒,释放出新的人类免疫缺陷病毒使细胞死亡;或进入潜伏期终身携带在感染细胞及其子代细胞中,一旦被激活即大量复制。人类免疫缺陷病毒正是在繁殖中不断杀伤宿主细胞,使机体 T 淋巴细胞减少,其他免疫细胞也发生损伤,造成免疫功能缺陷,导致机体发生机会性感染和肿瘤。如今此病已迅速席卷全球,成为世界上危害人类健康和生命最严重的病毒性疾病。

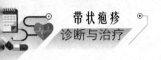

带状疱疹后遗神经痛的现代医学发病机制如何

临床多数学者认为带状疱疹后遗神经痛(PHN)是由于带状疱疹皮肤愈合后,受累区域出现持续1个月以上疼痛为主的慢性神经性疼痛综合征。患者长期遭受疼痛折磨,睡眠和日常生活受到严重影响。目前,带状疱疹后遗神经痛临床尚没有对其发病机制进行统一定论,多数临床医师认为,其出现与病毒感染引起的急性发作使得神经组织内出现炎性水肿、出血等有关。且大量临床表明,患有带状疱疹后遗神经痛的患者神经系统均受到水痘-带状疱疹病毒的严重损伤,特别是神经元细胞数量减少较为显著,且髓鞘粗神经纤维轴减少较多,还出现了明显的胶原化现象。随着脊髓后根神经节内的慢性炎性细胞的浸润,中枢出现敏感化,这就是带状疱疹后遗神经痛的发病机制。

1. 周围神经发病机制

(1) 周围神经炎症

水痘-带状疱疹病毒复苏后,会增加复制量,导致支配的皮肤出现疱疹,从而引起炎性反应。除皮肤、外周神经出现炎症外,相对应的感觉神经也出现炎症及出血性坏死现象,严重时还出现神经元的缺失或坏死。此现象在经过一段时间治疗后,部分患者会治愈,但仍有一部分患者会受外界的影响,诱发炎症浸润,此类患者在治愈过程中,会出现永久性的病理改变,即外周重塑性改变,最终出现与损伤前不一样的外周神经功能非正常愈合,这使得此类患者疼痛仍然存在。

(2) 神经传导异常

患者感染水痘-带状疱疹病毒后,外周神经组织会出现坏死、炎症、脱髓鞘等现象,并损伤相应的感觉神经节,如背根神经节细胞减少、背根神经节出现淋巴细胞浸润等。以上病理性改变,会使初级神经纤维受损,而没有受损的神经纤维、脊髓疼痛神经元会形成新的连接,即中枢突触,此形态的改变,是引发带状疱疹后遗神经痛的主要原因。带状疱疹患者出现后遗神经痛时,其周围神经干出现炎症,当患者神经受损后机体生长因子会增长,而在受损的神经长出新芽时,神经活跃度较高,减少了外周神经伤害性感受器的阈值,从而引起触觉异常疼痛。大量临床证实,带状疱疹患者发病部位的皮肤神经轴突出减少,且出现失神经支配,因此,异常性疼痛程度与失神经支配呈相关性。

(3) 电生理改变

水痘-带状疱疹病毒感染后,会导致神经髓鞘失去相应的绝缘作用,此情况易使一个轴突神经冲动引发至其他神经轴突上,从而使大范围的神经出现冲动,使患者出现感觉异常现象。水痘-带状疱疹病毒感染后,会增加电压门控钠离子通道中的相关基因,故在临床治疗上,选择相应离子阻滞剂可以有效提高治疗效果。此外,水痘-带状疱疹病毒感染后,会显著增加背根神经节内电压门控通道中的钠离子水平,故在治疗中,通过应用阻断突触后膜的钠离子,来阻滞信息的传递,对谷氨酸的释放产生抑制作用,从而抑制神经病理性疼痛。

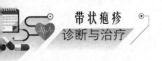

（4）外周神经的敏化

当带状疱疹后遗神经痛患者出现炎症后，神经元会释放神经激肽 A、P 等物质，增加伤害性感受器刺激的敏感度；且神经轴出现的再生轴突新芽，也会使周围神经元自发放电，致使外周神经敏化。

2. 中枢神经发病机制

（1）中枢神经形态改变

水痘-带状疱疹病毒感染后中枢神经系统会出现与外周神经系统相近的形态变化，且带状疱疹后遗神经痛患者还会出现脊髓后角萎缩。

（2）中枢神经电生理改变

当患者单纯被疱疹病毒感染后，机体的感觉神经会自发放电，主要是由于疱疹病毒复制诱发了感觉神经元中的兴奋性，形成突触。而此突触是电偶联，并非化学突触。因此，此机制也是疱疹病毒引起后遗神经痛的主要机制。临床研究发现，神经传入突触会减少，从而引起相应脊髓神经元自发放电，使其出现自发性疼痛感。这主要是由于外周神经损伤会增加电活动，脊髓背角会抑制中间神经元，使其死亡或是出现功能性失常，最终导致初级传入神经元的减少。

3. 精神因素

带状疱疹后遗神经痛患者会出现不良的心理反应，如焦虑、恐惧、悲观、抑郁等，给予其心理干预及精神治疗后，可以明显改善患者的疼痛感。由此说明，带状疱疹后遗神经痛患者的发生与其精神因素具有一定的相关性。

4. 免疫因素发病机制

临床证实带状疱疹后遗神经痛患者的 T 淋巴细胞亚群水平会明显降低,如 $CD4^+$、$CD8^+$,由此可知,免疫与带状疱疹后遗神经痛的出现有相关性。

带状疱疹的好发部位有哪些

因为水痘-带状疱疹病毒潜伏在感觉神经节中,只要是感觉神经节就有可能隐藏着病毒,所以从头到脚的皮肤黏膜都可以被水痘-带状疱疹病毒侵犯。

从皮肤黏膜表现结合颅神经及脊髓节段可作如下划分:

最常见的是胸腹部,约占 50%;其次是颜面部,约占 18%;然后是颈部和上肢,约占 15%;再次是腰部及下肢前方,约占 15%;最后是会阴区及下肢后方,约占 2%。

如何自我识别早期带状疱疹神经痛

对于已经出现皮疹并伴剧烈疼痛的患者,不仅医生能够确诊,就是普通老百姓也认识这种疾病。但是,对于早期的带状疱疹神经痛,不仅患者不认识,就连许多医务人员也容易误诊、漏诊。

首先,要认识早期带状疱疹神经痛的特点。早期带状疱

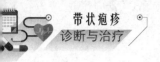
疹神经痛是指身体还没有出现皮疹或只有很少不典型疱疹者。特点如下：上文讲到的身体部位的疼痛剧烈，尤其是阵发性、剧烈的火烧样、针刺样疼痛，夜间严重影响睡眠；病程短，一般2～3天，但临床上也可见到疼痛超过一周才出现疱疹者；局部皮肤痛觉超敏，风吹、衣物摩擦皮肤都可引起剧痛。

其次，早期诊断，早期治疗。如果身体出现上述特点的疼痛，要及时到医院皮肤科或疼痛科就诊，医生会根据疼痛特点仔细查体，给予适当的治疗与建议，并能够尽快控制疼痛。

带状疱疹容易误诊的情况有哪些

一些特殊表现的带状疱疹容易造成漏诊或误诊，如遇到皮疹尚未出现的前驱期或表现为顿挫型带状疱疹时，可能将其神经痛诊断为其他疾病，如心绞痛、肋间神经炎、消化道溃疡等，从而耽误病情。另外，需与一些特殊类型疾病相鉴别诊断。单纯疱疹病毒感染的皮损呈线性时，被称为带状疱疹样的单纯疱疹病毒，此类疾病易与皮损数目少、局限于一个位置的带状疱疹相混淆。在诊断不确定，特别是面部或生殖器区域发生疱疹时，建议进行实验室聚合酶链式反应（PCR）检测以明确诊断。带状疱疹偶尔也会与接触性皮炎混淆，鉴别要点为后者有接触史，皮疹与神经分布无关，自觉烧灼、瘙痒，无明显神经痛。

带状疱疹的病因和发病机制

中医关于带状疱疹的病因病机记载有哪些

  关于本病的病因病机,历代中医古籍中也多有记载。如在《诸病源候论》中提出"此亦风湿搏于血气所生"。认为此病的发生与风、湿等邪气密切相关,病位在气血。明代陈实功在《外科正宗》中提出,"火丹者,心火妄动,三焦风热乘之,故发于肌肤之表,有干湿不同,红白之异。干者色红,形如云片,上起风粟,作痒发热,此属心、肝二经之火……湿者色多黄白,大小不等,流水作烂,又且多疼,此属脾、肺二经湿热……腰胁生之,肝火妄动,名曰缠腰丹……",对此病的病因病机及辨证分型做了比较详细的论述。明代《疮疡经验全书·火腰带毒》云:"火腰带毒,受在心肝二经,热毒伤心流滞于膀胱不行,壅在皮肤,此是风毒也。"王肯堂的《证治准绳》则记载:带状疱疹乃"心肾不交,肝火内炽,流入肌肤,缠于带脉,故如束带"。综上所述,古代医家对带状疱疹的病因病机论述虽多,但均认为与风、湿、热等邪气有关,病变则涉及心、肝、脾诸脏。他们多重点强调外来邪气对带状疱疹发病的影响,然而,中医经典巨著《黄帝内经》的一些论述,使我们认识到事物的另一面。《素问·刺法论》说,"正气存内,邪不可干";《素问·评热病论》中也提出,"邪之所凑,其气必虚";而《灵

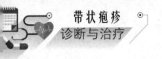
枢·百病始生》中更明确提出:"风雨寒热,不得虚,邪不能独伤人。"由此可见,带状疱疹的发生虽为直接感受风湿热毒等邪气而发病,但也与人体患病之时,体内的正气虚弱有关。正虚是此病发生的基础与内因,感受风湿热毒邪气是发病的外因和直接因素,二者缺一不可。

现代医学认为带状疱疹的发病原因有哪些

此病由水痘-带状疱疹病毒引起,病毒通过呼吸道黏膜进入人体,经过血行传播,在皮肤上出现水痘,但大多数人感染后不出现水痘,是为隐性感染,成为带病毒者。此种病毒为嗜神经性,在侵入皮肤感觉神经末梢后可沿着神经移动到脊髓后根的神经节中,并潜伏在该处。当宿主的细胞免疫功能低下时,如患感冒、发热、系统性红斑狼疮以及恶性肿瘤时,病毒又被激活,致使神经节发炎、坏死,同时再次激活的病毒可以沿着周围神经纤维移动到皮肤发生疱疹。在少数情况下,疱疹病毒可散布到脊髓前角细胞及内脏神经纤维,引起运动性神经麻痹,如眼、面神经麻痹以及胃肠道和泌尿道的症状。水痘-带状疱疹病毒属疱疹病毒,完整的水痘-带状疱疹病毒呈球形,直径150~200纳米,核酸为双链脱氧核糖核酸,由正二十面体的核衣壳组成,外层由疏松的脂蛋白形成包膜,散布有病毒编码的糖蛋白。病毒颗粒仅外壳具有传染性,水痘和带状疱疹在临床上是两个不同的疾病但是由同一病毒引起,水痘-带状疱疹病毒原发感染后大约有

70％的儿童在临床上表现为水痘,约30％的人为隐性感染,二者均为带病毒者。

带状疱疹的西医发病机制主要有哪些

水痘-带状疱疹病毒从皮肤黏膜进入神经纤维,侵入敏感的神经节,形成潜伏感染,对机体不造成伤害,但一旦水痘-带状疱疹病毒获得再活化的条件则又感染致病。对于水痘-带状疱疹病毒再活化的机制目前尚不清楚,但许多因素与带状疱疹的发生有关,如过度疲劳、精神创伤、霍奇金病及其他恶性肿瘤,长期应用免疫抑制剂和类固醇皮质激素、放疗、大手术、重金属中毒等诱因的刺激可使机体抵抗力下降到最低水平,水痘-带状疱疹病毒不能被控制,即在神经节内增殖扩散,导致神经坏死和炎症加重,临床上出现严重神经痛。水痘-带状疱疹病毒逆向传至敏感的神经,引起严重的神经炎,并向皮肤敏感的神经末梢扩延,在该处形成簇状疱疹。皮疹出现的第一天皮肤神经纤维发生退行性改变,表明敏感的神经节内的感染侵犯到皮肤,神经节的感染可以扩展至邻近部位,沿神经后根扩散至脑膜,导致软脑膜炎和节段性脊髓炎及前角运动神经感染,引起运动神经麻痹等伴发症。随着年龄的增长,细胞免疫对水痘-带状疱疹病毒的应答反应也随之减弱,老年人对水痘-带状疱疹病毒的细胞介导免疫反应表现为选择性并逐渐降低,因此老年人带状疱疹的发病率、严重程度及并发症都较高。

带状疱疹的临床表现

带状疱疹的典型临床表现是什么

典型的带状疱疹一般发生在中老年人身上，表现为身体某处先出现潮红斑片，不久可有粟米至黄豆大小的丘疹覆于红斑上，簇状排布而不相互融合，随后形成透明的大小不一、形如串珠样密集性的丘疱疹或小水疱，最后结痂、脱落，留有暂时性淡红色斑或色素沉着。带状疱疹病变一般不超过体表正中线，仅限于身体一侧皮肤，大多数情况下只影响单个皮节。皮肤损伤在2~4周内愈合。

带状疱疹的主要症状是什么

带状疱疹主要的临床症状为皮肤疱疹和神经性疼痛（灼烧样、电击样及针刺样疼痛等）。疼痛是带状疱疹患者最常见的主诉。急性期带状疱疹性神经痛患者易出现烦躁、焦虑、睡眠障碍或注意力难以集中等情况，对患者的生活造成严重影响。

带状疱疹临床分哪几期

带状疱疹发病要经过三个阶段,分别是前驱期、疱疹期和后遗症期。

1. 带状疱疹前驱期

在水疱发生之前通常有前驱症状,患者可能会有局部麻木、神经痛、瘙痒、低热、局部淋巴结肿大等症状。前驱神经痛一般会持续2~3天,有的可达一周。有研究表明,50岁以上有75％的人会出现前驱痛,且这种疼痛持续时间较长,有41％的患者疼痛可达18小时以上。

因为前驱期的症状复杂多变,且往往缺乏实验室客观指标,临床医生很难有足够的证据去诊断,因而漏诊、误诊时有发生。例如,有些患者发生尿潴留、肾绞痛、便秘可能是由于腰骶部的带状疱疹引起。

2. 带状疱疹疱疹期

在前驱期之后皮疹逐渐发展为水疱、脓疱并伴有中重度的疼痛,这种疼痛常表现为针刺样、刀割样、烧灼样疼痛,疼痛的发作与活动或者情绪变化没有明显的关系。最后在止疱后,疱疹开始结痂、脱痂,在整个病程中皮肤完全恢复需要2~4周。

3. 带状疱疹疱后遗症期

得了带状疱疹后,周围和中枢神经系统很容易受损,导致带状疱疹后遗神经痛。带状疱疹后遗神经痛是指带状疱疹的皮疹愈合后持续时间为1个月及以上的疼痛,是带状疱疹最常见的并

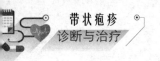

发症,在大多数情况下,带状疱疹后遗神经痛的疼痛可逐渐改善,只有1‰～2‰的患者疼痛持续数年。后遗神经痛持续时间较长,给患者带来的心理影响不可忽视。许多患者由于病程缠绵不愈而感到焦虑、失眠甚至抑郁等不适症状。

此外,激活的水痘-带状疱疹病毒可引起一系列并发症,如细菌重叠感染、眼肌麻痹、脑膜炎、中风、急性尿潴留、先天性水痘综合征等。这些并发症对于孕妇、新生儿和免疫缺陷的患者具有较大的威胁,严重时甚至能导致患者死亡。有研究发现若孕妇在怀孕8～20周感染水痘-带状疱疹病毒,胎儿有可能会患上先天性水痘综合征,该病能侵犯脑、四肢、皮肤、眼等部位,引起严重的并发症,如皮肤瘢痕、出血性膀胱炎、骨骼异常、白内障等。

不典型带状疱疹有哪些

1. 顿挫型(无疹型):不出现皮损仅有神经痛,多见于免疫功能较好者。

2. 不全型:仅出现红斑、丘疹而不发生水疱即消退。

3. 大疱型:在病情发疹过程中皮损形成大疱。

4. 出血型:水疱内容物为血性。

5. 坏疽型:水疱中心坏死,呈褐色结痂,底部皮损为溃疡,愈后留有瘢痕。

6. 泛发型:同时累及2个以上神经节产生对侧或同侧多个区域皮损。

特殊类型带状疱疹

特殊类型带状疱疹发生的原因

由于病毒侵犯后根神经节的部位、程度以及运动根及前角细胞发生炎症变化范围的不同,尚有一些较特殊的类型。

哪些人容易发生特殊类型带状疱疹

高龄及免疫功能低下者,带状疱疹引起的疼痛、皮疹和并发症可能更加严重,出现了一些特殊类型的带状疱疹,如眼带状疱疹、耳带状疱疹、脑膜脑炎、运动性麻痹、肺炎和肝炎、多发性带状疱疹和播散性带状疱疹等。

带状疱疹的特殊类型有哪些

1. 眼带状疱疹

眼带状疱疹多见于老年人,是水痘-带状疱疹病毒感染三叉神经、半月神经节或三叉神经第一支所致,发病率占到所有带状

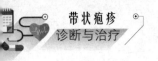
疱疹的 10％～15％,三叉神经眼支分为前额神经、泪神经和鼻睫状神经,鼻睫状神经支配鼻尖、鼻翼和眼部区域,较严重的眼部带状疱疹,水疱可出现在鼻尖和鼻翼。

有报道称眼带状疱疹的患者中 20％～72％发生眼部并发症,严重时可以导致视力丧失,其中前葡萄膜炎和各种角膜炎最常见。眼带状疱疹不仅疼痛剧烈,极易造成角膜炎、虹膜炎、视力下降甚至失明,还可引起脑炎。

2. 拉姆齐·亨特综合征(Ramsay Hunt 综合征)

若病毒同时侵犯膝状神经节及面神经感觉和运动神经纤维时可发生面瘫、耳痛及外耳道疱疹三联征,又称为 Ramsay-Hunt 综合征。

3. 运动性麻痹

运动性麻痹是由于病毒扩散至脊髓前角细胞及运动神经根,引起运动性麻痹和与其在同一神经节段的皮肤损害,多为眼、面麻痹,脊髓根运动性麻痹较为少见,大部分患者持续一段时间后逐渐恢复正常。

运动性麻痹诊断的要点是麻痹的肌肉常与神经支配的皮肤一致。运动性麻痹可和皮损同时出现,也可出现于皮损后期,大部分患者持续 1～3 个月,均可逐渐好转,恢复正常。

4. 多发性带状疱疹

多发性带状疱疹是指不相邻的 2 个及以上神经节段支配的皮肤出现带状疱疹。

5. 播散性带状疱疹

皮损除受累神经节段外,水痘样皮疹波及全身皮肤,数量不少于 20 个,皮疹播散本身不危及生命,但它是水痘-带状疱疹病毒的病毒血症的标志,后者能将病毒播种于肺、肝、肠道和脑内,导致肺炎、肝炎、脑炎及弥散性血管内凝血,发生率为 10%～50%,内脏扩散的病死率为 5%～15%,多死于肺炎。

6. 内脏带状疱疹

当水痘-带状疱疹病毒侵犯脊髓后根神经节交感和副交感神经的内脏纤维时,引起腹部绞痛、排尿困难、大小便潴留等。

7. 周围神经根炎

周围神经根炎表现为四肢远端出现手套、袜套样感觉障碍,运动障碍,皮肤无汗、干燥属于自主神经功能障碍,则可以明确诊断。格林巴利综合征是急性炎症性脱髓鞘多发性的神经根和神经炎,起病急,有感染史,表现为进展迅速的对称性四肢弛缓性瘫痪和脑神经的损伤,以运动障碍为主,脑脊液蛋白含量增高而细胞数基本正常(蛋白-细胞分离现象为此病的重要特征)。脊髓炎是由感染造成的变态反应引起横贯性脊髓炎症性病变。主要表现为脊髓损害水平以下运动和感觉、自主神经障碍。脑脊液检查细胞数可轻度增高或正常,蛋白含量可以轻度增高。磁共振(MRI)检查是早期诊断脊髓炎的主要手段,受累脊髓节段可水肿增粗。

8. 带状疱疹脑膜炎

带状疱疹脑膜炎是由于病毒沿神经上行进入中枢神经系统引起脑炎或脑膜炎,病变程度相对于其他类型脑膜炎轻,可有发热、头痛、头晕、呕吐、脑脊液细胞数增高情况出现。

在带状疱疹的发生发展和愈合过程中,人体免疫力起着至

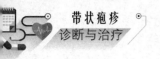

关重要的作用。临床上带状疱疹患者合并恶性肿瘤、红斑狼疮等结缔组织疾病，糖尿病、艾滋病等免疫功能低下性基础性疾病。其发病特点较普通人群病情严重，由于神经受累所造成的临床相关症状和体征则相对复杂得多。综上所述，当患者处于以上状态时极易激活水痘-带状疱疹病毒从而发病，而且这些带状疱疹患者较普通带状疱疹患者病情严重、病毒易播散。皮肤是人体血管非常丰富、神经分布非常广泛、代谢非常活跃的器官，所以皮损更为广泛，皮损多于20个水疱区域可定义为播散型带状疱疹，神经受损更为严重，出现各种周围神经或中枢神经损害的临床表现。由于这部分患者病情严重，治疗可参考欧洲共识(S2K)带状疱疹管理指南——由欧洲皮肤病论坛(EDF)与欧洲皮肤病及性病学会(EADV)联合指导。

带状疱疹的实验室检查

带状疱疹的实验室检查有哪些具体内容

带状疱疹的诊断常依靠其典型的临床表现,然而对于顿挫型带状疱疹和带状疱疹前驱期及具有带状疱疹相似皮损但没有神经痛的病例(如接触性皮炎、单纯疱疹等)以及临床上一些不伴皮损发生的特殊类型带状疱疹(如带状疱疹胸膜炎、带状疱疹脑膜炎等),常需通过实验室检查辅助诊断,否则容易出现误诊和漏诊。与组织活检相比,体液检查具有易获得性、低侵入性、低成本等优点,并在监测疾病发展等多个方面均具有优势,是疾病筛查、诊断和监测的最佳选择。

目前临床对于带状疱疹的抗病毒治疗往往需要等到疱疹出现并确诊带状疱疹后才开始进行,而疱疹的出现标志着带状疱疹病程已进入中后期,故难以实现抗病毒疗效的最大化。最近研究表明,若带状疱疹患者出现发热、疲劳不适等全身症状,则提示病毒血症,结合血液病毒检测阳性结果,即具备抗病毒治疗指征。带状疱疹合并病毒血症,容易导致带状疱疹患者预后不良,且外周血水痘-带状疱疹病毒的载量与带状疱疹后遗神经痛发生率呈正相关。带状疱疹患者合并病毒血症的早期抗病毒治疗有助于缩短病变愈合时间,带状疱疹患者发病72小时

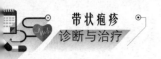

内实施抗病毒治疗,能够实现疗效的最大化,显著降低外周血水痘-带状疱疹病毒DNA水平,并有助于缓解带状疱疹相关性疼痛。

水痘-带状疱疹病毒为嗜神经性的疱疹病毒,侵入机体后可引发水痘与带状疱疹。水痘-带状疱疹病毒的实验室诊断方法主要包括聚合酶链式反应、直接荧光抗原检测(DFA)、病毒培养和血清学检验,用于检测的标本主要包括血液、唾液、脑脊液以及疱液。

疱疹病毒是一种双链DNA病毒,可分为α、β、γ三大类:α疱疹病毒,潜伏于神经元中,如单纯疱疹病毒1型和单纯疱疹病毒2型、水痘带状疱疹病毒;β疱疹病毒,潜伏于巨噬细胞与淋巴细胞,如人类疱疹病毒5型;γ疱疹病毒,只潜伏于淋巴细胞中,如EBV、Kaposi肉瘤相关疱疹病毒。Rothbergw(罗思伯格)指出水痘-带状疱疹病毒为嗜神经性的α疱疹病毒,可引发水痘与带状疱疹:水痘为机体感染原始病毒后表现为全身泛发的皮疹;带状疱疹为原始病毒感染机体后潜伏于神经系统中,待机体免疫力下降时被重新激活,表现为沿神经分布的皮疹及疼痛。

带状疱疹患者一旦发病需尽早进行诊断及治疗,避免病情加重发展为后遗神经痛。目前,大多数带状疱疹患者是依靠皮疹来诊断,很少采用实验室方法来诊断,但有些患者不出现皮疹或患者本身皮肤就有破损及皮疹的,如天疱疮患者,一旦有类似的神经痛时就有必要进行实验室检查来进一步明确诊断。

带状疱疹患者血液标本如何检测 ⊃

带状疱疹患者免疫力低下时,潜伏于神经系统的水痘-带状疱疹病毒被重新激活进入血液后可导致病毒血症。首先,患者的系统症状提示病毒血症的存在。Satyaprakash(萨蒂亚普拉卡什)等与 Esposito(埃斯波西托)和 Principi(普林奇皮)指出带状疱疹患者体内水痘-带状疱疹病毒被重新激活后,可表现为沿神经分布的疱疹与疼痛等局部症状,严重者早期可存在发烧、疲劳等全身症状;急性期带状疱疹患者实验室检查结果提示病毒血症的存在,带状疱疹患者血液标本的检测方法主要包括聚合酶链式反应和血清学检测方法。

1. 聚合酶链式反应

通过 PCR 检测带状疱疹患者的外周血单核细胞(PBMCs)、全血、血浆和血清中水痘-带状疱疹病毒的 DNA 有助于带状疱疹的诊断。

(1) 外周血单核细胞标本

Levin(莱文)在文章中指出无症状患者的外周血单核细胞中存在水痘-带状疱疹病毒,可能是潜伏在神经系统中的水痘-带状疱疹病毒无症状重新激活,也有可能是患者临床症状不典型。因此,可在带状疱疹患者出疹前检测到水痘-带状疱疹病毒的DNA,即可在潜伏期带状疱疹患者外周血单核细胞中检测到水痘-带状疱疹病毒的 DNA。Satyaprakash(萨蒂亚普拉卡什)等

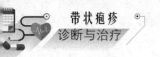
对入院的急性期带状疱疹患者进行1周的抗病毒药物治疗,通过定性(引物为 ORF29)和实时(引物为 ORF63)PCR 技术检测带状疱疹患者外周血单核细胞中水痘-带状疱疹病毒的 DNA,入院时阳性率为 60%,第 28 日为 20%;第 1 日病毒载量为 7~310 copis/ml,第 8 日为 0~56 copis/ml,病毒载量随病情发展而下降,与疼痛程度和皮疹严重程度无关;实时 PCR 灵敏度为 1 copis/ml,定性 PCR 灵敏度为 34 copis/ml。

(2) 血浆和血清标本

Park(帕克)等采用实时 PCR 检测带状疱疹患者血浆标本水痘-带状疱疹病毒的 DNA 阳性率为 28%,而在健康人中没有检测出水痘-带状疱疹病毒的 DNA;平均病毒载量为 0.55±0.95 copis/ml; PCR 灵敏度为 10 copis/ml。

(3) 全血标本

Quinlivan(昆利文)等采用实时 PCR 技术检测急性期带状疱疹患者血液中水痘-带状疱疹病毒的 DNA,全血标本阳性率为 90%,外周单核细胞标本阳性率为 40%,全血标本的病毒载量高于外周单核细胞标本;在出疹后 6 个月内,约 91%带状疱疹患者可在全血标本中检测到水痘-带状疱疹病毒的 DNA,但病毒载量会随着时间增长逐渐降低。PCR 技术检测带状疱疹患者全血标本水痘-带状疱疹病毒的 DNA 阳性率>外周血单核细胞标本>血清与血浆标本。PCR 技术检测带状疱疹患者全血标本,水痘-带状疱疹病毒的 DNA 阳性率高于血浆和血清本。Levin(莱文)等认为带状疱疹患者全血标本中含有宿主 DNA,将会降低结果的阳性率;并且 Van der Beek(范德比克)等指出血浆中大约有

40％水痘-带状疱疹病毒的 DNA 存在于全血中,带状疱疹患者血浆标本中水痘-带状疱疹病毒的 DNA 含量可能低于全血标本。PCR 技术检测带状疱疹患者外周血,单核细胞标本中水痘-带状疱疹病毒的 DNA 阳性率也高于血浆与血清标本,这可能与外周血单核细胞重要的免疫功能及其高效的被感染率有关。Kennedy(肯尼迪)等指出单核细胞是巨噬细胞和树状突细胞的前身,占循环淋巴细胞的 15％～30％,关键功能是作为抗原呈递细胞将抗原传递给淋巴细胞进而诱发免疫反应,在免疫监测和病原体清除中起着重要作用;Jones(琼斯)等采用流式细胞术检测,发现水痘-带状疱疹病毒能高效地感染所有外周血单核细胞亚群。目前,水痘-带状疱疹病毒的 DNA 在血液持续时间可追踪到出疹后 6 个月内,尚无文献详细说明采用 PCR 技术对亚急性期和后遗神经痛患者血液中水痘-带状疱疹病毒的 DNA 检测率。

上述表明,影响带状疱疹患者血液标本病毒载量的相关因素有:病毒载量与服用抗病毒药物时间呈负相关,抗病毒药物对水痘及带状疱疹患者具有一定的疗效;与患者免疫力相关,Park(帕克)等发现免疫力低下患者的病毒载量高于免疫力正常带状疱疹患者;病毒载量与带状疱疹患者疼痛程度以及皮损程度无关;Quinlivan(昆利文)等发现有后遗神经痛危险因素人群(高龄、女性、前驱症状等)的病毒载量较高,但并无统计学意义。

2. 血清学检测方法

检测水痘-带状疱疹病毒抗体常用的血清学方法包括酶联免疫吸附试验(ELISA)、时间分辨荧光免疫分析法(TRFIA)和荧光抗体膜抗原测定(FAMA),其中 FAMA 方法可作为抗水

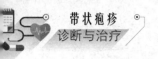

痘-带状疱疹病毒免疫的金标准。Maple(梅普尔)等对 TRFIA 方法、纯化糖蛋白酶免疫分析法(GPEIA)和 FAMA 方法进行比较分析,发现受试者在接种 vOKa(水痘病毒减毒冈株)疫苗前、接种疫苗后和随访 12～18 个月时 TRFIA 和 FAMA 对水痘-带状疱疹病毒-IgG 抗体阳性率无显著差异,TRFIA 检测的水痘-带状疱疹病毒-IgG 抗体与 FAMA 有良好的相关性;TRFIA 阳性率和敏感性均高于 GPEIA。FAMA 技术要求很高,不适合用于大量标本的比较,目前作为一种修改后的内部测试来执行;TRFIA 检测水痘-带状疱疹病毒-IgG 抗体敏感性与阳性率较高,且具有灵敏、简便、分析速度快等优点,可用于带状疱疹患者的检测。目前,可利用血清学方法检测带状疱疹患者体内水痘-带状疱疹病毒-IgG 抗体和水痘-带状疱疹病毒-IgM 抗体,利用补体固定试验(CF)检测带状疱疹患者体内水痘-带状疱疹病毒的 CF 滴度。

(1) 水痘-带状疱疹病毒-IgG 抗体检测

Warren-Gash(沃伦-加什)等检测急性期带状疱疹患者入院时全血标本中水痘-带状疱疹病毒的 DNA 定量(PCR)和水痘-带状疱疹病毒-IgG 抗体滴度(TRFIA),并在 1、3、6 个月时进行随访,发现特异性分别为 23.4%、67.7%、64.8%和 52.6%;水痘-带状疱疹病毒-IgG 抗体滴度在 1 个月达到峰值,病毒载量在入院时最高,6 个月时最低。1 个月后抗体滴度与入院时病毒载量相关,与入院后的病毒载量无关。

(2) 水痘-带状疱疹病毒-IgM 抗体检测

Min(米恩)等利用酶联免疫吸附试验检测带状疱疹患者血

液中水痘-带状疱疹病毒-IgM 抗体,阳性率为 37%;水痘-带状疱疹病毒-IgM 滴度在皮损出现后开始升高,在皮损后 6～10 天出现最高值;1 周内阳性率为 83%,1～2 周阳性率为 73%,2～4 周阳性率为 36%,10 周后阳性率为 0。

(3) 补体固定试验

Miyachi(宫地)等回顾性分析带状疱疹患者的补体固定试验结果,发现 66% 带状疱疹患者的 CF 为阴性,而且随水痘-带状疱疹病毒的 CF 滴度增加,带状疱疹患者的数量是下降的。Ihara(荆)等回顾性分析急性期带状疱疹患者水痘-带状疱疹病毒-IgG 抗体、水痘-带状疱疹病毒-IgM 抗体和补体固定试验结果,阳性率分别为 93.9%、64.2%、12.0%;水痘-带状疱疹病毒的 CF 与水痘-带状疱疹病毒-IgG 抗体有较强的线性关系,水痘-带状疱疹病毒的 CF 滴度在很大程度上代表水痘-带状疱疹病毒-IgG 抗体滴度,与水痘-带状疱疹病毒-IgM 抗体滴度无关。

Zajkowska(扎永奇科夫斯卡)等在文章中指出细胞免疫功能会随着年龄增长而下降,但体液免疫功能相对稳定。IgM 是初次体液免疫应答中最早出现的抗体,血清中检出 IgM 提示新近发生感染,因此在急性期检测水痘-带状疱疹病毒-IgM 抗体具有意义,发病 2 周内阳性率最高,10 周后无检测意义。水痘-带状疱疹病毒-IgG 抗体在 1 个月内达到高峰,入院时阳性率较低,因此不适于急性期带状疱疹患者前期的检测,但可用于亚急性期及后遗神经痛患者的检测。水痘-带状疱疹病毒的 CF 阳性率较低,一般不用于带状疱疹患者的检测;水痘-带状疱疹病毒的 CF 与水痘-带状疱疹病毒-IgG 抗体关系密切,在患者体内检测

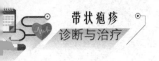

到水痘-带状疱疹病毒的 CF 也可诊断为带状疱疹。

水痘-带状疱疹病毒特异性抗体滴度对带状疱疹与后遗神经痛的发生并无预测价值：Asada（浅田）研究对象为 12 522 名 50 岁以上的人，对三年随访期间发生后遗神经痛的患者进行水痘-带状疱疹病毒-IgG 抗体检测（GPEIA 技术），发现水痘-带状疱疹病毒特异性抗体滴度与后遗神经痛发生率、皮肤病变和带状疱疹相关疼痛的严重程度无关。Inioto（伊尼奥托）等采用 GPEIA 技术检测后遗神经痛患者血液中水痘-带状疱疹病毒-IgG 抗体，并进行三年的随访，发现水痘-带状疱疹病毒特异性抗体滴度与后遗神经痛的发生无关。

带状疱疹唾液标本如何检测

对于水痘-带状疱疹病毒的 DNA 存在于带状疱疹患者唾液的原因还不明确，可能与水痘-带状疱疹病毒在膝状神经节被重新激活有关，如拉姆齐·亨特综合征。但目前发现疱疹在胸部或腰部等其他部位的患者，其唾液中也能检测到水痘-带状疱疹病毒的 DNA，Park（帕克）等认为是带状疱疹病毒血症所导致的，也有可能是水痘-带状疱疹病毒在累及皮肤的神经节被重新激活的同时，也在膝状神经节被重新激活；并且通过实验表明水痘-带状疱疹病毒在血液和唾液中具有同样的适应性。目前，常用 PCR 技术检测患者唾液中水痘-带状疱疹病毒的 DNA。

PCR 技术可检测到潜伏期患者唾液水痘-带状疱疹病毒的

DNA；在一定压力下潜伏于健康人体内的水痘-带状疱疹病毒会被重新激活。Mehta(梅塔)等利用 PCR 技术对飞行员飞行前、飞行期间及飞行后的唾液标本进行检测，飞行前并未检测到水痘-带状疱疹病毒的 DNA，飞行期间与飞行后的检测率却明显增高；但 Park(帕克)等在健康人(处于考试期间的大学生)唾液中却没有检测出水痘-带状疱疹病毒的 DNA，这可能是考试压力低于飞行压力。免疫力低下的健康人体内水痘-带状疱疹病毒会被重新激活，Nagel(内格尔)等采用 PCR 检测 60 岁以上健康老年人唾液水痘-带状疱疹病毒的 DNA，阳性率为 12％。由于潜伏期内水痘-带状疱疹病毒没有开始大量复制，因此此检测率可能偏低。

采用 PCR 技术检测带状疱疹患者唾液中水痘-带状疱疹病毒的 DNA 具有较高的阳性率、敏感性和灵敏度，且水痘-带状疱疹病毒的 DNA 可在唾液标本中持续存在较长时间，可在急性期、亚急性期和后遗神经痛患者唾液中检测到水痘-带状疱疹病毒的 DNA。Park(帕克)等采用实时 PCK 检测带状疱疹患者唾液水痘-带状疱疹病毒的 DNA 阳性率为 88％，病毒载量与患者的免疫功能无关，唾液标本的病毒载量高于血浆标本。Park(帕克)等用 PCR 方法检测带状疱疹患者唾液中水痘-带状疱疹病毒的 DNA，第 1、8、15、29 日阳性率分别为 85.7％、47.6％、19.2％、23.1％。Nagel(内格尔)等的研究对象为 60 岁以上老年人，分三组利用 PCR 技术检测唾液中水痘-带状疱疹病毒的 DNA，有带状疱疹病史却未发展为后遗神经痛(包括已治愈患者)、有后遗神经痛、健康者，阳性率分别为 65％、67％、12％；其中一名有带状疱疹病史受试者 12 年后仍可在唾液样本检测到水

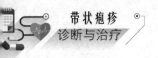

痘-带状疱疹病毒的 DNA。

上述提示水痘-带状疱疹病毒的 DNA 可在唾液标本中持续存在较长时间,但 Park(帕克)等通过试验证明,68.4%带状疱疹患者唾液中的水痘-带状疱疹病毒在 2 周内消失,水痘-带状疱疹病毒在唾液中持续的时间越长,PHN(带状疱疹后遗神经痛)发生的概率越大。目前,对于唾液中水痘-带状疱疹病毒的 DNA 存活时长的机制并没有明确的解释。

带状疱疹脑脊液标本如何检测

Grahn(格拉恩)等指出中枢神经系统感染(CNS)的带状疱疹患者,其病毒血症可能与血管壁感染机制有关,支配血管传入神经分支携带水痘-带状疱疹病毒,病毒从外膜向内跨壁传播过程中可导致病毒脱落或血管壁破裂,病毒进入外周血中。这一观点是得到支持的。Nagel(内格尔)等发现早期水痘-带状疱疹病毒血管病变外膜中性粒细胞和水痘-带状疱疹病毒抗原含量丰富,病毒感染外膜成纤维细胞会诱导炎性反应产生活化的基质金属蛋白酶降解细胞外基质,可能导致血管壁的削弱。因此,可在带状疱疹患者脑脊液标本中检测到水痘-带状疱疹病毒的 DNA。目前,检测带状疱疹患者脑脊液标本的方法包括 PCR 和血清学方法。

采用 PCR 技术检测水痘-带状疱疹病毒感染中枢神经系统患者的血浆与脑脊液中水痘-带状疱疹病毒的 DNA,脑脊液标本中水痘-带状疱疹病毒的 DNA 阳性率高于血浆标本。Grahn(格拉恩)等将在脑脊液标本中检测到水痘-带状疱疹病毒的 DNA (采用 PCR 技术)的患者诊断为水痘-带状疱疹病毒感染中枢神经系统患者,再用实时 PCR 检测他们血清中水痘-带状疱疹病毒的 DNA,阳性率为 44.4%。

采用 PCR 技术检测带状疱疹患者脑脊液标本的阳性率高于血清学方法。Skripuletz(斯克里普勒茨)等对 34 例水痘-带状疱疹病毒感染中枢神经系统患者,采用 PCR 技术检测脑脊液水痘-带状疱疹病毒的 DNA,ELISA 技术检测水痘-带状疱疹病毒抗体。23 例(67.6%)脑脊液中含有水痘-带状疱疹病毒的 DNA,11 例(32.4%)脑脊液中有水痘-带状疱疹病毒-IgG 抗体。

采用 PCR 技术检测水痘-带状疱疹病毒感染中枢神经系统患者脑脊液标本水痘-带状疱疹病毒的 DNA 阳性率高于血浆标本;PCR 技术对水痘-带状疱疹病毒检测的阳性率高于血清学方法。因此,可用 PCR 技术对水痘-带状疱疹病毒感染中枢神经系统患者进行检测。上述方法均是检测水痘-带状疱疹病毒感染中枢神经系统患者的脑脊液标本,由于采集脑脊液为有创操作,不适用于带状疱疹患者的常规检测。

带状疱疹疱液标本如何检测

潜伏的水痘-带状疱疹病毒被激活,沿感觉神经轴索下行到达该神经所支配区域的皮肤内复制并形成水疱。因此,带状疱

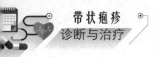

疹患者疱液中含有水痘-带状疱疹病毒。目前,可通过 PCR、DFA 和病毒培养方法检测疱液的水痘-带状疱疹病毒。

Mols(莫尔)等采用 PCR 技术分别检测带状疱疹患者痂皮、痂皮拭子(痂皮脱落后用拭子擦拭病变底部)、丘疹、疱液中水痘-带状疱疹病毒的 DNA,发现 PCR 技术对疱液标本与痂皮标本水痘-带状疱疹病毒的敏感性与特异性均高于其他标本。莫小辉等采用 PCR 技术检测带状疱疹患者疱液中水痘-带状疱疹病毒的 DNA,阳性率为 100%。

Wilson(威尔逊)等采用两种技术检测水痘-带状疱疹病毒,如采用 DFA 技术检测水痘-带状疱疹病毒感染的疱液,采用病毒培养法将水痘-带状疱疹病毒接种到 mrc-5 细胞株上,灵敏度分别为 87.8%、46.3%;特异性分别为 93.8%、100%。Binkhamis(宾哈米斯)等比较 PCR(包括均质化热处理和核酸提取两种方法)、DFA、病毒培养对水痘-带状疱疹病毒的检测,发现上述方法对水痘-带状疱疹病毒的特异性均为 100%;病毒培养与 DFA 对水痘-带状疱疹病毒的敏感性为 54.8%,PCR(均质化热处理)对水痘-带状疱疹病毒的敏感性为 97.3%,PCR(核酸提取)对水痘-带状疱疹病毒的敏感性为 100%。

PCR 检测带状疱疹患者疱液中水痘-带状疱疹病毒的 DNA 具有高敏感性和高特异性的优点,可作为带状疱疹诊断的金标准,但患者皮肤水疱一般持续 1~2 周,因此仅适用于急性期带状疱疹患者,不能用于无疹性带状疱疹患者的鉴别诊断。病毒培养方法特异性虽高,但灵敏性低,一般不用于临床带状疱疹的诊断,DFA 灵敏性与特异性仅次于 PCR,在没有 PCR 情况下,也可选择 DFA 作为带状疱疹的诊断方法。

综上所述,水痘-带状疱疹病毒的实验室检测方法包括 PCR、DFA、病毒培养和血清学检验。PCR 检测水痘带状疱疹病毒具有灵敏度高、特异性强、检测快速等优点:(1)PCR 技术检查带状疱疹患者疱液标本水痘-带状疱疹病毒的 DNA 可作为诊断带状疱疹的金标准,但只适用于具有皮肤水疱表现的急性期带状疱疹患者。(2)PCR 技术检测带状疱疹患者全血标本水痘-带状疱疹病毒的 DNA 阳性率较高,实验方法简便,可用于带状疱疹患者的临床检测;PCR 技术检测带状疱疹患者外周血单核细胞标本 VZV 的 DNA 阳性率也较高,但从实验方法的难易程度以及经济成本考虑不宜临床广泛使用。(3)PCR 技术检测带状疱疹患者唾液标本水痘-带状疱疹病毒的 DNA 阳性率较高,可用于带状疱疹患者的检测。(4)采集脑脊液标本为有创操作,操作风险高,PCR 检测带状疱疹患者脑脊液标本水痘-带状疱疹病毒的 DNA 一般不作为带状疱疹的诊断方法。

病毒培养方法特异性强,但检测效率较低,实验方法复杂,实验过程容易受污染,不适用于临床带状疱疹患者的诊断。血清学方法:检测带状疱疹患者水痘-带状疱疹病毒-IgM 抗体与水痘-带状疱疹病毒-IgG 抗体阳性率均较高,检测水痘-带状疱疹病毒-IgM 抗体适用于急性期带状疱疹患者的诊断,检测水痘-带状疱疹病毒-IgG 抗体适用于亚急性期和带状疱疹后遗神经痛患者的诊断。DFA 灵敏性与特异性仅次于 PCR,从经济效益角度分析,PCR 技术更适用于带状疱疹患者的临床诊断。

带状疱疹的诊断与鉴别诊断

带状疱疹中医诊断标准具体有哪些

参照《蛇串疮中医诊疗指南》(2014年修订版)的诊断标准：带状疱疹属于"蛇串疮"范畴。

蛇串疮诊断标准：

1. 本病好发于中老年人，发疹前常先有皮肤疼痛、麻木、瘙痒等异常感觉，常因御病能力低下诱发，皮损发生前可伴有低热、少食、倦怠等不适。

2. 皮损多只发身体一侧，一般不超过身体正中线，多见红斑上覆绿豆至黄豆大小不等水疱，水疱周围红晕围绕，皮损常簇集成群，累如串珠，身体一侧可见多处成簇疱疹，排列成带状，疹间可见正常皮肤，疱液可由透明转化成浑浊。疱疹干燥结痂至脱落，可遗留短暂性色素沉着，不留疤痕。

3. 患者多觉皮损处疼痛明显，老年患者疼痛更甚，疼痛可与皮损不同时出现，可先于皮疹前出现，亦可在皮疹后出现，疼痛范围可超过皮损范围。

带状疱疹的西医诊断标准有哪些

参照 2010 年赵辨主编的《中国临床皮肤病学》中带状疱疹诊断标准制定：

1. 表现为患处常先出现潮红斑片，不久可有粟米至黄豆大小的丘疹覆于红斑上，簇状排布而不相互融合。丘疹很快变成小水疱，疱壁紧张发亮，疱液清晰，外周绕以红晕，各簇水疱群间皮肤正常。

2. 好发部位为肋间神经、颅神经以及腰骶神经支配区域，呈带状排列的皮损一般多见于患者身体一侧，超过人体正中线的皮损不常见，皮损通常随着某周围神经生长。

3. 特征性神经痛，可在发病前出现或伴随皮损出现，通常老年患者较为剧烈。

4. 病程一般为 2～3 周，老年人一般为 3～4 周，水疱干涸、结痂脱落后留有暂时性淡红色斑或色素沉着。

怎样评估带状疱疹的疼痛程度

神经痛是带状疱疹患者的常见症状，眼带状疱疹和耳带状疱疹患者常伴剧烈的神经痛症状，年老体弱患者疼痛常较为剧烈且后遗神经痛发生率更高，其护理目标是控制疼痛反应，缓解

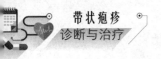

患者因疼痛引起的睡眠紊乱和情感障碍。带状疱疹患者疼痛的评估,首选数字分级量表(NRS)定量测评疼痛强度,得分越高疼痛越严重,对患者的疼痛评估应是动态贯穿治疗过程的,包括首次就诊时、发生疼痛时、镇痛前及镇痛后的 30～60 分钟。

轻度疼痛(1～3 分):可以忍受,睡眠不受影响,日常生活照常。

中度疼痛(4～6 分):难以忍受,影响睡眠,需要使用止痛药。

重度疼痛(7～10 分):睡眠严重受到干扰,必须使用止痛药。

带状疱疹为何需要与其他皮肤病进行鉴别

根据成簇水疱,沿神经分布,排列成带状,单侧性及有明显的神经痛等特点,诊断不难。当疱疹尚未出现或表现为顿挫性带状疱疹或症状不典型时,可能将神经痛疑为其他疾病,需加以注意。

带状疱疹与水痘如何鉴别

水痘好发于儿童,皮疹初期为红色丘疹,后发展为绿豆大小水疱,有红晕,随后干涸结痂。皮疹疏散分布,好发于躯干,面部及四肢较少,呈向心性分布,可累及黏膜。带状疱疹一般为发生于躯体单侧,带状分布的红斑,其上为簇集性小水疱。

带状疱疹与急性湿疹如何鉴别

急性湿疹为变态反应性疾病,病因复杂。皮疹表现为红斑、丘疹、水疱、斑块等多形性,对称发作,瘙痒剧烈,病程反复,急性期渗出为主。带状疱疹常单侧分布,表现为剧烈疼痛。

带状疱疹与单纯疱疹如何鉴别

单纯疱疹为感染单纯疱疹病毒引起,根据病原可分为1型和2型,皮疹好发于皮肤黏膜交界处,表现为红斑基础上成簇绿豆大小水疱,自觉灼痛。1型皮疹多发于躯干以上,2型多发于躯干以下部位。带状疱疹一般为发生于躯体单侧,带状分布,以疼痛为主。

带状疱疹与疱疹样天疱疮如何鉴别

疱疹样天疱疮为大疱性疾病,表现为红斑边沿成串绿豆大小水疱,瘙痒剧烈,皮疹可发于全身各部位,以躯干为主,多见于中年女性。带状疱疹常局限于身体一侧,为红斑基础上的簇集性小水疱。

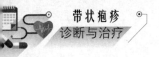

带状疱疹与虫咬皮炎如何鉴别

虫咬皮炎为螨虫、蚊、臭虫、跳蚤、蜂等昆虫将口器刺入皮肤吸血,或将毒汁注入人体,引起皮肤过敏和炎症反应。共同特点是叮咬处有针头大小咬痕,皮损部位与叮咬部位一致,奇痒难忍。带状疱疹部位局限,为红斑基础上的簇集性小水疱,患者常感疼痛。

带状疱疹与接触性皮炎如何鉴别

接触性皮炎有接触史,在接触部位或身体的暴露部位突然发生境界清晰的急性皮炎,皮疹多为单一形态,重症时红斑肿胀明显,其上有多数丘疱、水疱,自觉症状有瘙痒、烧灼感或胀痛感。带状疱疹表现为红斑基础上簇集性小水疱、丘疹,边界不清,阵发性疼痛。

带状疱疹与 Kaposi 水痘样疹(卡波西水痘样疹)如何鉴别

Kaposi 水痘样疹是指在原有的皮肤病(多为遗传过敏性皮

炎或湿疹)基础上感染单纯疱疹病毒或牛痘病毒而发生的一种皮肤病。好发于5岁以下患湿疹的婴幼儿,多有接触单纯疱疹感染者史,潜伏期1~2周。皮损为在原有皮损上突然发生的多数密集扁平水疱,很快变为脓疱,疱中央有脐凹,周围有红晕,1~2周后干燥结痂。带状疱疹患者发病部位发病前一般无其他皮肤病,单侧分布。

带状疱疹的中医治疗

带状疱疹可分为哪些证型

关于带状疱疹的辨证分型,中医界尚有不同看法。通常根据中医辨证,可将带状疱疹分为三种类型:

1. 肝经郁热证:症见皮肤潮红,疱壁紧张,灼热刺痛形成红粟状点。口苦咽干,烦躁易怒,厌食,小便赤,大便干。舌红,苔薄黄或腻,脉弦滑或数。

2. 脾虚湿蕴证:症见皮肤损害淡红,疱壁松弛,疼痛较轻。口不渴或渴不欲饮,厌食,腹胀,便溏。妇女常有白带多,舌淡胖大,周边有齿痕,舌苔白厚或白腻,脉沉弦或滑。

3. 气滞血瘀证:症见皮疹扁平,色暗,局部疼痛不止。舌质暗,有瘀点,苔薄白,脉弦细。

带状疱疹如何辨证治疗

1. 肝经郁热证:宜清利湿热,解毒止痛,可用龙胆泻肝汤加减。发于头面部者可加菊花;发于上肢者可加片姜黄;发于下肢者可加牛膝;血热明显,出现血疱坏死者可加白茅根、牡丹皮;继发感染、毒热盛者可加金银花、蒲公英、板蓝根;如果有便秘者可加大黄。

2. 脾虚湿蕴证:宜健脾利湿,佐以解毒,可用除湿胃苓汤加减。

3. 气滞血瘀证:宜活血化瘀,行气止痛,清解余毒,可用活血化瘀汤加减。正气尚盛者加川芎;年老体弱者加黄芪、党参;或可用雄黄解毒散 30 克,加化毒散 3 克混合外用。

常用的带状疱疹经验方有哪些

1. 苋蓝方:大青叶、蒲公英各 10 克,马齿苋 60 克。每天 1 剂,水煎分早、晚 2 次服。剧烈疼痛者可加延胡索、川速子各 9 克。适用于带状疱疹急性期。

2. 马紫解毒汤:马齿苋、紫草、大青叶、败酱草各 15 克,黄连 10 克,酸枣仁 20 克,煅羔牡蛎 30 克(先煎)。每天 1 剂,水煎分早、晚 2 次服。皮肤损害鲜红,有丘疹、血疱簇集者可加牡丹皮、生地黄各 15 克;皮肤损害深红、有大量血疱或数群成串小疱者,可加马齿苋至 20 克,金银花、连翘、泽泻各 10 克;水疱破溃糜烂者则加马齿苋至 25 克,龙胆草 10 克,蒲公英、紫花地丁各 15 克;年老体弱者加白术、党参、黄芪各适量。用于带状疱疹急性期。

3. 丹栀柴胡汤:牡丹皮、栀子、柴胡、当归、赤芍、川芎各 10 克。每天 1 剂,水煎分早、晚 2 次服。高热者加石膏 30 克;剧

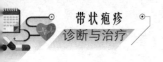

痛者加郁金 10 克,延胡索 15 克;肝火盛、湿热内蕴者加黄柏、龙胆草各 10 克,马齿苋 15 克;热毒较重者加王不留行、桃仁各 10 克,丹参 15 克,便秘者加大黄 15 克。适用于带状疱疹急性期。

4. 半天青方:半枝莲、胡荽各 50 克,青黛 3 克(冲服)。每天 1 剂,水煎分早、晚 2 次服。皮肤损害鲜红、口苦尿赤者加重楼 10 克;口暗者加刘寄奴 10 克。本方也可配合鲜半边莲、鲜胡荽各 4 份,青黛 1 份。先将前二味捣烂,拌入青黛外涂。适用于带状疱疹急性期。

5. 红忍络三藤方:红藤 28 克,忍冬藤、紫花地丁、白花蛇舌草各 30 克,络石藤、生地黄各 10 克,虎杖、连翘各 20 克,牡丹皮、贯众各 10 克。每天 1 剂,水煎分早、晚 2 次服。服药期间禁食荤腥辛辣之物,忌烟酒。发热者加知母 10 克,地骨皮 30 克;湿热者加青蒿 20 克,黄芩 10 克;发于身体上部者加牛蒡子、野菊花各 10 克;发于腰肋及胸胁部者加郁金 15 克,绿萼梅 9 克;发于身体下部者加牛膝、车前子各 30 克。多用于带状疱疹急性期。

6. 银翘三黄汤:黄连 3 克,黄芩、甘中黄、牡丹皮各 10 克,金银花、连翘、大青叶、紫草各 15 克,代赭石、灵磁石各 30 克。每天 1 剂,水煎分早、晚 2 次服。颈部以上者加山羊角、石决明各 30 克,生地黄 15 克,野菊花 10 克;腰部以上者加延胡索 15 克,金铃子、橘叶、陈皮各 10 克,全瓜蒌 30 克;腰部以下者加牛膝、紫花地丁各 15 克,黄柏 10 克;烦躁失眠者加猪苓 10 克,夜交藤、珍珠母各 30 克。适用于带状疱疹急性期。

7. 镇痛消疹方:①芍药解毒汤为白芍 30～50 克,郁金、延胡索各 15～30 克,金钱草、当归、赤小豆、白花蛇舌草、马齿苋各 30 克,炙甘草、紫草、车前草各 15 克,土茯苓 20 克,泽泻 12 克。每天 1 剂,水煎分早、晚 2 次服。②芍药活血汤为白芍 30～50 克,郁金、白花蛇舌草、金钱草各 30 克,延胡索 15～30 克,炙甘草、紫草各 15 克,当归、丹参各 20～30 克,乳香、没药各 6 克,柴胡 9 克。每天 1 剂,水煎分早、晚 2 次服。先用①方 7 天,再用②方。适用于带状疱疹后遗症期。

8. 理气止痛汤:柴阳 12 克,当归 15 克,红花 10 克,丹参、延胡索各 15 克,金铃子 10 克,制乳香、制没药各 6 见,赤芍 12 克,枳壳 8 克,白术 10 克,炙甘草 5 克。每天 1 剂,水煎分早、晚 2 次服。头面部者加川芎;腰部以下者加牛膝。适用于带状疱疹后遗症期。

9. 当归方:当归适量,研细末,依年龄大小,每次 0.5～1 克,每隔 4～6 小时服 1 次。服药后能止痛,3～4 天后即可结痂。适用于带状疱疹后遗症期。

10. 王氏四虫汤:地龙、僵蚕、乳香、没药各 15 克,土鳖虫 10 克,蜈蚣 2 条(去头足)。每天 1 剂,水煎分早、晚 2 次服。适用于带状疱疹后遗症期。

11. 艾氏通络活血汤:全蝎 6 克,蜈蚣 2 条,地龙 15 克,威灵仙 20 克,桂枝 15 克,炙乳香、炙没药各 10 克,红花 15 克,鸡血藤 30 克。每天 1 剂,水煎分早、晚 2 次服。适用于带状疱疹后遗症期。

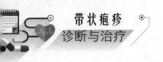
治疗带状疱疹的常用中成药有哪些

1. 肝经郁热证

症候:局部皮损鲜红,疱壁紧张,灼热刺痛,自觉口苦咽干,口渴,烦躁易怒,食欲不佳,小便黄,大便干或不爽。舌质红,苔薄黄或黄厚,脉弦滑微数。

治法:清利肝经湿热。

中成药:龙胆泻肝丸、当归芦荟丸、新癀片、四妙丸。

(1) 龙胆泻肝丸

药物组成:龙胆、柴胡、黄芩、栀子(炒)、泽泻、木通、车前子(盐炒)、当归(酒炒)、地黄、炙甘草。

功能主治:清肝胆,利湿热。用于肝胆湿热,头晕目赤,耳鸣耳聋,胁痛口苦,尿赤涩痛,湿热带下。

用法用量:口服。1次3~6克,1日2次。

不良反应:有恶心、纳呆、乏力,并出现面色苍白、消瘦等不良反应及肾功能损害的报道。

禁忌及注意事项:忌烟、酒及辛辣食物;不宜在服药期间同时服用滋补性中药;高血压、心脏病、肝病、糖尿病、肾病等慢性病严重者应在医师指导下服用;服药后大便次数增多且不成形者,应酌情减量;孕妇慎用。儿童、哺乳期妇女、年老体弱及脾虚便溏者应在医师指导下服用;对本品过敏者禁用,过敏体质者慎用。

（2）当归芦荟丸

药物组成：当归、芦荟、大黄、龙胆、黄连、黄芩、栀子、黄柏、木香。

功能主治：清肝明目，泻火通便。用于肝胆实热，耳聋，耳鸣，耳内生疮，胃肠湿热，头晕牙痛，眼目赤肿，大便不通。

用法用量：口服。1次6克，1日2次。

备注：孕妇禁用。

（3）新癀片

药物组成：人工牛黄、肿节风、猪胆汁膏、肖梵天花、珍珠层粉、水牛角浓缩粉、三七、红曲、吲哚美辛。

功能主治：清热解毒，活血化瘀，消肿止痛。用于热毒瘀血所致的咽喉肿痛、牙痛、痹痛、胁痛、黄疸、无名肿毒。

用法用量：口服。1次2～4片，1日3次；小儿酌减。

备注：①服药期间饮食宜清淡，忌食辛辣油腻食物，以免助热生痰。②本品苦寒，易伤胃气，老人、儿童及素体脾胃虚弱者慎服，一般应避免空腹服用。过敏体质者慎用。

（4）四妙丸

药物组成：苍术、牛膝、黄柏（盐炒）、薏苡仁。

功能主治：清热利湿。用于湿热下注，足膝红肿，筋骨疼痛等。

用法用量：口服。每次6克，1日2次。

备注：孕妇慎用。

2.脾虚湿蕴证

症候：皮损颜色较淡，疱壁松弛，疼痛略轻，口不渴或渴而不

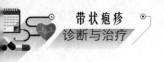

欲饮,不思饮食,食后腹胀,大便时溏。舌体胖,苔白厚或白腻,脉沉缓或滑。

治法:健脾利湿。

中成药:参苓白术丸、人参健脾丸、启脾丸。

(1) 参苓白术丸

药物组成:人参、茯苓、白术(麸炒)、山药、白扁豆(炒)、莲子、薏苡仁(炒)、砂仁、桔梗、甘草。

功能主治:健脾益气。用于体倦乏力,食少便溏。

用法用量:口服。1次6克,1日3次。

不良反应:尚不明确。

禁忌与注意事项:泄泻兼有大便不通畅,肛门有下坠感者忌服;服本药时不宜同时服用藜芦、五灵脂、皂荚或其制剂;不宜喝茶和吃萝卜,以免影响药效;不宜和感冒类药同时服用;高血压、心脏病、肾脏病、糖尿病患者及孕妇应在医师指导下服用。

(2) 人参健脾丸

药物组成:人参、白术(麸炒)、茯苓、山药、黄芪、木香、陈皮、砂仁、炙当归、酸枣仁(炒)、远志(制)。

功能主治:健脾益气,和胃止泻。用于脾胃虚弱所致的饮食不化、脘闷嘈杂、恶心呕吐、腹痛便溏、不思饮食、体弱倦怠。

用法用量:口服。1次2丸,1日2次;或遵医嘱。

不良反应:尚不明确。

禁忌与注意事项:湿热积滞泄泻、痞满纳呆、口疮者不宜单独服用;忌食荤腥、油腻、黏滑、不易消化食物;忌恼怒、忧郁、劳累过度,应保持心情舒畅。

（3）启脾丸

药物组成：人参、白术（炒）、茯苓、陈皮、山药、莲子（炒）、山楂（炒）、六神曲（炒）、麦芽（炒）、泽泻、甘草。

功能主治：健脾和胃。用于脾胃虚弱，消化不良，腹胀便溏。

用法用量：口服。1次1丸，1日2～3次；3岁以内小儿酌减。

不良反应：尚不明确。

禁忌与注意事项：忌生冷、油腻及不易消化的食物；婴幼儿应在医师指导下服用；感冒时不宜服用；长期厌食、体弱消瘦者及腹胀重、腹泻次数增多者应去医院就诊；服药7天症状无缓解者，应去医院就诊；对本品过敏者禁用，过敏体质者慎用。

3. 气滞血瘀证

症候：皮损消退后局部疼痛不止。舌质暗，或有瘀点，苔白，弦细。

治法：活血化瘀止痛。

中成药：大黄䗪虫丸、血府逐瘀胶囊、元胡止痛片、七厘散（胶囊）、复方丹参片。

（1）大黄䗪虫丸

药物组成：熟大黄、土鳖虫（炒）、水蛭（制）、虻虫（去翅足，炒）、蛴螬（炒）、干漆（煅）、桃仁、苦杏仁（炒）、黄芩、地黄、白芍、甘草。

功能主治：活血破瘀，通经消痞。用于瘀血内停，腹部肿块，肌肤甲错，目眶黯黑，潮热羸瘦，经闭不行。

用法用量：口服。小蜜丸：每丸重3克，每次1～2丸，1日1～3次；大蜜丸：每次3～6克；水蜜丸：每次3克。

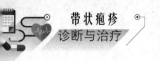

不良反应:临床偶有过敏反应,患者皮肤出现潮红、发痒,停药后即消。初服时有的病例有轻泻反应,1周后能消失。有出血倾向者可加重齿龈出血或鼻衄。

禁忌与注意事项:孕妇禁用;皮肤过敏者停服。

(2) 血府逐瘀胶囊

药物组成:桃仁(炒)、红花、地黄、川芎、赤芍、当归、牛膝、柴胡、桔梗、枳壳(麸炒)、甘草。

功能主治:活血祛瘀,行气止痛。用于气滞血瘀所致的胸痹、头痛日久、痛如针刺而有定处、内热烦闷、心悸失眠、急躁易怒等。

用法用量:口服。1次6粒,1日2次。

不良反应:尚不明确。

禁忌与注意事项:气虚血瘀者慎用;本品含活血行气药物,孕妇忌用;忌食生冷、油腻之品;体弱无瘀滞者不宜使用。

(3) 元胡止痛片

药物组成:元胡(醋制)、白芷。

功能主治:理气,活血,止痛。用于气滞血瘀所致的胃痛、胁痛、头痛及月经痛。

用法用量:口服。1次4~6片,1日3次;或遵医嘱。

不良反应:尚不明确。

禁忌与注意事项:脾胃虚寒及胃阴不足胃痛者忌用;方中含有活血、行气之品,故孕妇慎用。

(4) 七厘散(胶囊)

药物组成:血竭、乳香(制)、没药(制)、红花、儿茶、冰片、麝香、朱砂。

功能主治:化瘀消肿,止痛止血。用于跌仆损伤,血瘀疼痛,外伤出血。

用法用量:散剂:口服。1次1～1.5克,1日1～3次。胶囊剂:口服。1次2～3粒,1日1～3次。

不良反应:胃肠不适反应。饭后服用可减轻。

禁忌与注意事项:本方含有化瘀之品及有毒药物,孕妇忌用;本品含有朱砂,应在医师指导下使用,不宜过量、长期服用;皮肤过敏者勿用。

(5) 复方丹参片

药物组成:丹参、三七、冰片。

功能主治:活血化瘀,理气止痛。用于气滞血瘀所致的胸痹,症见胸闷、心前区刺痛;冠心病、心绞痛见上述证候者。

用法用量:口服。1次3片,1日3次。

不良反应:个别患者服用后胃脘不适,可饭后服用。

禁忌与注意事项:脾胃虚寒患者慎用,尽可能饭后服用;本品含有活血化瘀之药,孕妇禁用;饮食宜清淡、低盐、低脂。食勿过饱。忌食生冷、辛辣、油腻之品,忌烟酒、浓茶。

常用的带状疱疹中医外治方有哪些

带状疱疹的皮肤损害主要表现为红斑基础上簇集的水疱、丘疹,有时水疱破溃,还可以形成糜烂、渗出。通常皮肤损害面

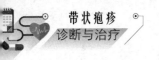
积较大,外治疗法在带状疱疹的治疗过程中,发挥着十分重要的作用。通常可选用下列方剂。

1. 苦参方:苦参 30 克,浮萍 15 克,芒硝 30 克,煎水湿敷。适用于带状疱疹急性期。

2. 马齿苋方:马齿苋 120 克(鲜品 180 克),加水 1 500 毫升,浓煎取汁 300 毫升,滤过,湿敷患处。适用于带状疱疹急性期。

3. 三黄洗剂:大黄、黄柏、黄芩、苦参各等份,共研细末。取 15 克,加蒸馏水 100 毫升,医用苯酚 1 毫升,外用,每天 3 次。适用于带状疱疹急性期。

4. 金粟兰酊:皮疹消退,患处仍有疼痛,可选用金粟兰酊(金粟兰 10 克,75%乙醇 100 毫升,浸泡 1 周后,过滤备用)外搽,每天 3 次。适用于带状疱疹后遗神经痛期。

5. 雄龙散:明雄黄、生龙骨各 4.5 克,炙蜈蚣 1 条,共研细末,麻油调涂,每日 2 次。适用于带状疱疹后遗神经痛期。

6. 王不留行散:王不留行适量,研细末。将水疱刺破,取药末撒患处,用纱布包扎,5 天后皮疹自行消失。适用于带状疱疹急性期。

7. 蜈蚣粉:蜈蚣适量,置瓦片上文火焙干,研细末,麻油调涂患处,每天 3~5 次。适用于带状疱疹后遗神经痛期。

8. 彭氏龙凤散:蛇蜕 5 克,灯芯草 10 克,凤凰衣 3 克(研末),将蛇蜕、灯芯草烧成灰,同凤凰衣粉混合均匀,麻油调成糊状涂于患处,每天 2~3 次。适用于带状疱疹后遗神经痛期。

9. 雄黄天仙散:雄黄、青黛各 30 克,枯矾 15 克,天仙子 20 克,冰片 3 克,共研细末,麻油适量调成糊状涂患处。

10. 千白止痛酊：千里光、白芷各 30 克，薄荷 15 克，冰片 5 克，加入 75％乙醇 500 毫升，浸泡半天后即成。外擦患处，对带状疱疹剧烈疼痛者有良效。适用于带状疱疹后遗神经痛期。

11. 六神丸：六神丸研碎，醋或水调，敷患处。适用于带状疱疹后遗神经痛期。

何为溻渍治疗

溻渍疗法在中医传统疗法中以操作简单、安全有效、适应证广而著称。中药溻渍是将配置好的中药放入药包煎熟后直接湿敷于患处。古竹霞采用中药溻渍联合阿昔洛韦治疗带状疱疹急性期，研究组临床总有效率为 96.3％，对照组（阿昔洛韦）为 79.17％，研究组患者平均住院时间、皮损消退时间和疼痛消失时间及止疱时间等指标均明显少于对照组，差异有统计学意义。张殿萍用中药溻渍联合伐昔洛韦、甲钴胺治疗带状疱疹，对照组外用阿昔洛韦软膏联合口服相同西药，结果治疗组与对照组的有效率分别为 83.33％与 66.67％。

溻渍治疗具体步骤有哪些

1. 患者取舒适体位，充分暴露其施治部位，并用温水洗净局部，然后根据患者性别、年龄、患病部位选择适当消毒药品消毒。

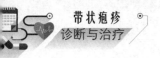

2. 根据患者病情选择中药湿敷油、膏、散、鲜露等,在需要中药湿敷的部位用适当器械刮涂药物。

3. 中药湿敷一般选择患处或穴位,对皮肤破溃处应避免外敷药物。

4. 中药湿敷时间一般 20～30 分钟。对于一些敷药后不适、过敏的患者,应立即停止用药,并给予相应处理。

熏蒸是如何治疗带状疱疹的

中药熏蒸可以通过蒸汽中的中药分子直接作用于皮肤,不仅扩大了治疗的面积,还能通过温热作用,扩张血管,达到改善血液循环的目的,更有利于药效的吸收。梁天山等采取中药熏蒸与西药抗病毒治疗相结合的方式,对比纯西药治疗,研究发现中药熏蒸后疱疹的结痂时间明显缩短,总体的有效率明显高于纯西药组,可达 87.5%,疼痛也得到明显缓解,说明中药熏蒸结合西药治疗带状疱疹这一治疗方式值得推广实践。刘明珠等在接受西医抗病毒、营养神经的基础上,加用中药烟熏治疗,即将药艾放入熏烟器中,通过散发出来的烟气直接熏患处达到治疗的目的。研究发现,两者相结合治疗下,患者的治疗效率得到显著提高,结痂的时间缩短,疼痛得到明显缓解。中药烟熏不仅可以通过温热作用打开毛孔、促血管扩张,烟气所形成的艾烟油还能覆盖在疱疹表面,有助于控制继发感染和促进疱疹的愈合。

带状疱疹的针刺疗法作用机理是什么

针刺治疗带状疱疹,可引火外出,加快疱疹干涸、结痂速度;同时疏通经络,调和局部气血,缓解带状疱疹神经痛,降低后遗神经痛的发生率。

带状疱疹的针刺疗法有哪些

1. 单纯针刺疗法

王晓涛使用局部围针刺法,患者患病部位止疱时间、结痂时间皆优于普通针刺夹脊穴加辨证取穴的方法,治疗有效率93.3%。杨洋等采用眼针及皮损区局部围刺治疗,有效率96.67%,较口服泛昔洛韦片、腺苷钴胺等西药结合半导体激光照射治疗的有效率高。黄继升等采用"郑氏温通"针法,针刺患者双侧中脘、天枢、阴陵泉、足三里、后溪穴及皮损局部,治疗40例脾虚湿蕴型带状疱疹患者,总有效率82.5%。金凤萍采用郑氏凉泻针法治疗肝胆湿热型带状疱疹,对45例患者选取双侧支沟、后溪、太冲、大椎等穴位及皮损局部针刺,患者疼痛视觉模拟评分量表(VAS)、带状疱疹疱皮损指标均优于西医服用口服盐酸伐昔洛韦片,明确凉泻针法治疗以肝胆湿热为主的带状疱疹有效性及优效性。

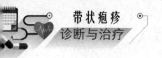

2. 针刺联合拔罐疗法

倪贵桃使用围刺法联合火罐治疗带状疱疹,有效率88.6%,优于单纯使用围刺法的68.6%。彭书玲拔罐加围刺治疗带状疱疹患者,总有效率为97.14%。对照组患者予抗病毒、营养神经治疗,有效率为74.29%,拔罐加围刺法治疗带状疱疹疗效较好,能迅速减轻患者疼痛和烧灼感。林雁等针灸联合刺络拔罐,对照组患者口服氨酚考酮片和阿昔洛韦静脉注射治疗,有效率为82.50%,而观察组患者治疗总有效率为97.50%,显著高于对照组。傅钰婷应用针灸联合刺络拔罐疗法治疗带状疱疹,针灸主穴选用膈俞、心俞、肾俞和相应神经节段夹脊穴。肝胆火盛者配侠溪、行间;脾胃湿热者配阴陵泉、内庭;瘀血阻络者配三阴交、血海。单侧膈俞、心俞刺络放血拔罐,治疗后3周总有效率达到100%。

3. 针刺联合中药疗法

王茜茜等应用电针结合龙胆泻肝汤治疗带状疱疹,总有效率为92.8%,对比口服阿昔洛韦、呋喃硫胺、芬必得,外用阿西洛韦软膏治疗效果更佳。李娜等围刺法联合马齿苋汁外敷治疗带状疱疹,能泻火解毒,利湿行气,止痛,有效率100%。杨剑等采用针灸配合自拟清热利湿饮治疗带状疱疹,针灸以足少阳胆经、手阳明大肠经和足厥阴肝经穴位为主;中药药方为当归、生地黄各15克,柴胡、车前子、郁金、延胡索、泽泻各10克,黄芩8克,山栀子12克,龙胆草18克,生甘草6克。经治疗,总有效率83.33%,患者后遗神经痛发生率低于西医常规营养神经、抗病毒治疗。庞飞等在抗病毒、营养神经、调节免疫力的基础上合并温针灸和自拟泻火解毒散外敷治疗气滞血瘀型带状疱疹患者。自拟药物泻火解毒散组成为柴胡 20 克,黄芩、延胡索、黄柏各 15 克,生大黄、乳香、没药各 10 克,冰片 5 克。治疗 3 个疗程后,有效率94.34%,患者皮损评分和中医证候评分均较治疗前改善。

4. 刺络放血疗法

刺络放血法是一种传统医疗手段,祛瘀血,通经络,使之"通则不痛",具有适应证广、起效迅速、简便、成本低廉等优点。宋丹丹将 66 例带状疱疹患者随机分为两组,每组均为 33 例。治疗组用刺络拔罐联合围刺治疗,观察两周后评定疗效,同时在治疗过程中记录两组患者综合疗效评价、疱疹症状时程比较指标、疼痛评价指标(VAS 评分)等,结果对照组的有效率 75.76%,低于治疗组的 90.91%。对于疼痛评价的比较,治疗组患者经治疗后疼痛强度缓解明显优于对照组,疗效显著。裴莹在原始疹发点刺络拔罐治疗 26 例带状疱疹,活血祛瘀,通络泻毒;患者经治疗后,皮疹消退,疼痛减轻或无,治疗有效率达 100%。李庆祥针对发于头面部的带状疱疹,辅以三棱针对患侧耳尖穴、双侧三商穴进行刺络放血;针对疱疹在胸胁部的患者,辅以大椎穴、至阳穴刺络拔罐,同时对耳尖穴、至阳穴、大椎穴等每日刺络放血。刑亚齐等在带状疱疹患者的皮损局部用刺络拔罐的方法进行治疗,采用七星针叩刺疱疹区域的皮肤,使皮肤上的水疱破裂,并且略有出血,再在叩刺部位用闪火法拔火罐,最后用 TDP 灯照射患处。治愈 64 例,占 94%,好转 4 例,占 6%,总有效率为 100%。

5. 电针疗法

针刺治疗以调和气血、疏通经络为主,留针后加疏密波电流

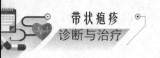

以达到镇痛、调节机体免疫力的效果。邓诗清等将 88 例患者随机分为观察组及对照组,每组各 44 例。对照组予常规西医治疗,观察组在对照组的基础上加以电针治疗。研究结果显示,观察组的临床疗效、VAS 评分及 T 淋巴细胞中 CD8$^+$ 水平变化均优于对照组(P<0.05)。张沛等探讨电针内麻点＋夹脊穴＋局部围刺对 PHN(带状疱疹后遗神经痛)的镇痛疗效,实验结果表明,该疗法在 PHN 的疼痛评分及日常生活质量的改善方面具有明显优势。夹脊穴位于督脉与足太阳膀胱经之间,可调阳气,阳气即正气,正气强则病邪自去;解剖学中,夹脊穴分布于脊神经后支,脊神经后支又为感觉神经的传入支,而疼痛感觉从脊神经后支传入,故电针夹脊穴有明显镇痛效果。

6. 火针疗法

带状疱疹发病多伴湿邪,"湿为阴邪,非温不解",火针具有针和灸的功效,火针点刺可借火之力,增强经气的阳热,"火郁发之",以祛邪外出,予邪以出路,使邪祛疹消。火针联合中药内服、中药外敷、刺络拔罐等治疗手段,可增强扶正祛邪之效,促进患者局部皮损结痂、脱痂,缩短病程。

火针以温热作用通过经络改善局部微循环,达到促进神经修复的作用。王永凤将 153 例患者随机分为 2 组,对照组予常规药物治疗,观察组在对照组的基础上配合火针治疗,研究结果显示,观察组的疗效及 VAS 评分均优于对照组。王娜、赵晓霞等研究火针联合刺络拔罐对 PHN 患者的临床疗效,对照组分别采用常规药物治疗及常规火针治疗,观察患者的临床疗效及 VAS 评分变化,结果均提示火针联合刺络拔罐疗法的临床疗效优于对照组,有明显的镇痛效果。

孔美君火针刺后溪穴、夹脊穴、支沟穴治疗带状疱疹,患者满意度高于口服维生素、盐酸伐昔洛韦。孙滨等采用火针点刺加辨证施护治疗带状疱疹,对患者皮肤护理、环境、饮食等予以指导,帮助患者正确认识该病并积极配合治疗,患者 VAS 评分均较治疗前明显降低。易佩玉采用毫火针针刺脾虚湿蕴型带状疱疹,取患者阿是穴、皮损对应节段夹脊穴、支沟穴、后溪穴、足三里穴、阴陵泉穴,患者比普通针刺治疗的皮损结痂、脱痂速度快,止疱时间短。王晓明火针围刺治疗带状疱疹,20 例患者全部治愈,有效率 100%。何克林等采用夹脊穴火针深刺配合局部阿是穴点刺治疗带状疱疹,首先将烧至通红的中火针迅速刺入疱疹同水平以及上下相邻 3 个节段的夹脊穴,针刺深度以针尖触及椎板为度,再用烧至通红的细火针快速沿神经走行的疱疹部位点刺,10 天为 1 个疗程,治疗有效率 93.75%。

王明明等以火针为主,联合针灸和刺络拔罐疗法治疗急性期带状疱疹,总有效率 100%,患者疼痛缓解时间、皮疹消退时间优于西药组。冯耀庭采用火针配合药罐、毫针治疗带状疱疹,疏通瘀滞,祛湿排毒,清肝泻火,明显减轻患者疼痛,不良反应少。范梁松等取皮损部位的龙头、龙体、龙尾、龙眼结合夹脊穴放血,以热引热、驱邪扶正,使通则不痛,治疗 36 例患者,总有效率 97%。黄瑛等中药冷敷护理加火针结合中药内服治疗带状疱疹,总有效率 96.8%。林荔君采用火针联合刺络拔罐疗法治疗肝经郁热型带状疱疹患者,对照组患者口服泛昔洛韦片联合甲钴胺片治疗。该治疗方法在促进止疱、结痂疗效和中医临床疗

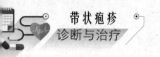

效上均优于对照组。

7. 壮医莲花针拔罐逐瘀疗法

黄瑾明等将 96 例 PHN 患者随机分为观察组和对照组,对照组予普通针刺治疗,观察组予莲花针拔罐逐瘀疗法,结果显示,总有效率观察组为 95.9%,对照组为 83.0%,观察组的 VAS 评分优于对照组(P<0.05)。韩海涛、李秀娟等分别探讨该疗法对促炎因子白细胞介素(IL)-18、肿瘤坏死因子-α 水平和血清肺表面活性蛋白、自然杀伤细胞-1 表达水平的影响,有研究表明上述指标对疼痛表达有直接联系,而这 2 项研究结果显示,该疗法可降低此类指标水平,说明壮医莲花针拔罐逐瘀疗法具有一定的对镇痛效果。

8. 穴位注射

张曼将 46 例带状疱疹患者随机分为对照组和治疗组,每组各 23 例,对照组予以阿昔洛韦口服治疗,治疗组在对照组的基础上加用维生素 B_1、B_{12} 对足三里及夹脊穴进行穴位注射,以 10 天为 1 个疗程,治疗 1 个疗程后治疗组有效率为 91.30%,明显高于对照组的 69.57%。聂红梅等用针刺和拔罐结合穴位注射治疗带状疱疹患者,针刺合谷、血海、三阴交、太冲、曲池、支沟,在此基础上根据病位差异进行取穴的加减,并在疱疹局部用梅花针叩刺加拔罐。同时在足三里、曲池或夹脊穴中任意选择两穴注射 2 毫升的柴胡注射液。以 10 天为 1 个疗程,治疗组有效率为 97.1%,明显高于对照组的 88.6%。薛南玲针刺夹脊穴并加用电针,30 分钟后用 100 毫克,2 毫升的肌苷注射液与 0.5 毫克1 毫升的维生素 B_{12} 混合,注射在夹脊穴及疱疹的周围,总有效率

94.73％。许纲等将99例患者随机分为数量相等的三组,每组患者都口服盐酸伐昔洛韦片,围刺组在此基础上取疱疹周围阿是穴针刺,穴位注射组在疱疹周围阿是穴处注射甲钴胺注射液配伍利多卡因注射液;联合组在围刺的基础上进行穴位注射。结果显示联合组止疱、结痂和脱痂时间均早于其他两组,且联合组患者局部疱液中NSE(神经元特异性烯醇化酶)、SP(P物质)和CGRP(降钙素基因相关肽)含量较治疗前下降最为明显。由此得知,穴位注射结合针刺镇痛显著,疗效显著。

灸法是如何治疗带状疱疹的

灸法是一种常见的治疗方法,有保健、防病、治病之效,灸法可用姜片、蒜、药饼等药物。《备急千金要方》中有提及灸法的作用,灸法可开门泄邪,解毒止痛,通行气血。

治疗带状疱疹具体有哪些灸法

1. 艾灸法

艾叶苦辛,为纯阳之品,具有通十二经、走三阴、理气血之功。中医认为带状疱疹的发生常与情志不畅、过食辛辣厚味、感受火热实毒等因素有关,基本病机是火毒湿热蕴蒸于肌肤、经络。艾灸可通过艾与火的共同关系作用于疱疹处肌肤,引内蕴之热毒透达肌

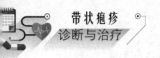
表发散而解,郁热得解,经络得通,气血流畅,通则不痛。正所谓"开门逐贼,顺水行舟",符合中医理论之"火郁发之"。且艾灸可直接消除患处瘀滞,改善局部血液循环,促进组织新陈代谢,从而达到镇痛目的。现代研究表明艾灸具有免疫调节作用,在治疗免疫相关疾病过程中,通过调节体内失衡的免疫功能,达到抗感染、抗过敏反应、抗癌、抗自身免疫、镇痛和抗衰老等作用。

2. 悬起灸

杨国辉等治疗急性期带状疱疹 50 例,在毫针皮下扇形透刺结束后在疱疹处皮肤上方 2～3 厘米处作回旋灸法,以患者能耐受为度,时间 30～60 分钟,每日艾灸 3 次。结果显示毫针皮下扇形透刺配合艾灸治疗能迅速、有效地降低急性期带状疱疹患者的血浆 NO(一氧化氮)水平,减轻局部炎症反应,这可能是疗效机理之一。李瑾对 24 例带状疱疹采用艾条回旋灸治疗,结果治疗 1～2 个疗程后,治愈 12 例,显效 8 例,好转 4 例,无效 0 例,治愈好转率为 100%。

3. 实按灸

冉文菊等将 27 例带状疱疹患者予毫火针结合实按灸治疗,即在毫火针针刺处将普通艾条点燃,在所需施灸部位上覆盖 5～7 层白纸,用左手固定,右手持艾条被点燃的一端对准施灸部位按在白纸上,当患者感到灼热时立即拿起艾条,若熄灭则重新点燃,每个部位反复行实按灸 7～10 次,以局部皮肤发红并伴有明显热感为度。每天 1 次,5 天为 1 个疗程,1 个疗程后休息 2 天,治疗 2 个疗程后观察疗效。结果显示痊愈 11 例,显效 8 例,有效 7 例,无效 1 例,总有效率为 96.3%。

4. 艾炷灸

(1) 直接灸　吴金星等将 60 例患者随机分为均等的 2 组:观察组采用足三里肤灸治疗,对照组采用针灸常规治疗。结果:观察组患者治疗后总有效率为 83.3%,对照组患者治疗后总有效率为 56.7%;观察组与对照组相比较,前者 $CD3^+$、$CD4^+$、$CD16^+$、$CD56^+$ 表达水平明显升高,血液流变学指标明显下降($P<0.05$)。带状疱疹一般水疱成簇,皮疹数目较多,在操作上遵循"以火泻者,速吹其火,开其穴也"的要领,故可改善局部皮肤微循环,使丘疹消除、皮损消退,同时局部高温使皮损处的病菌变性坏死,加速病变部位疱疹干燥结痂,达到止痒之效。阚俊微将 66 例带状疱疹后遗神经痛患者随机分为观察组和对照组,每组 33 例。观察组采用麦粒灸并电针夹脊穴结合围刺治疗,每天 1 次,5 次为 1 个疗程,共 4 个疗程;对照组不施灸,其余治疗方法与观察组相同。结果:观察组愈显率为 90.63%,明显优于对照组的 65.63%,差异有显著性($P<0.05$);观察组总有效率为 96.88%,对照组总有效率为 93.75%, 2 组无显著性差异($P>0.05$);治疗后 2 组疼痛评分均明显降低,但观察组优于对照组,差异有统计学意义($P<0.05$)。

(2) 间接灸　大蒜味辛,性温,具有祛热解毒、健胃杀虫之功。隔蒜灸能镇痛、止痒、消炎、抗病毒,增强机体免疫力,有利于疱疹结痂及结痂皮脱落。徐晓燕将 120 例带状疱疹患者随机分为 2 组各 60 例:治疗组口服阿昔洛韦片并联合围刺、隔蒜灸治疗;对照组口服阿昔洛韦片治疗。结果:治疗组疗效优于对照组($P<0.05$),结痂时间、疼痛明显减轻时间、疼痛完全消失时间比

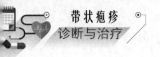

较均有显著性差异（P＜0.01），且治疗组后遗神经痛发生率（2.0％）明显低于对照组（14.0％）。隔姜灸具有活血化瘀、促使内毒外泄的作用。卢笛等将治疗组40例患者采用隔姜灸配合梅花针治疗，其中治愈32例，好转7例，无效1例，总有效率97.5％；对照组40例采用普通针刺治疗，其中治愈20例，好转17例，无效3例，总有效率92.5％。

（3）温针灸　艾叶气味芳香，易燃，具有温经通络、行气活血的作用。针刺可使外周血液中致痛物质的浓度降低，促进乙酰胆碱功能活动。温针灸将针刺、药物渗透融为一体，通过经络腧穴直达病所，故能取得满意疗效。王蓉娣等将52例患者随机分为2组各26例，对照组予常规针刺治疗；治疗组行常规针刺后在夹脊及阿是穴针柄上套置一段1.5厘米的艾条，点燃艾条燃烧至尽，每次每针灸3壮。结果经过1～3个疗程治疗后，温针灸组总有效率为92.3％，常规针刺组总有效率为80.7％。

5.灯火灸

灯火灸为民间沿用已久的一种简便疗法，用于治疗此病，称为"抓蛇"，和常规治疗方法相比，本疗法具有疗效显著、疗程明显缩短等优点，易于被患者接受。临床上一般只取头、尾2处疹群，先灸起始的部位，然后再灸尾部，即俗称"截断头尾"。灯火灸可疏风散表、行气利痰，且直接作用于病变部位，使气血运行，经脉畅通，达邪外出，故能迅速控制新疹和疱疹的发展，以达治愈之目的。唐植纲等将80例本病患者随机分为治疗组42例和对照组38例：治疗组采用灯火灸治疗，对照组采用西药治疗。结果：治疗组总有效率为97.6％，对照组仅为81.6％，2组比较差异有统计学意义(P<0.05),且2组VAS平均分值比较,亦有显著差异(P<0.01)。

6. 铺棉灸

铺棉灸在治疗过程中,使用薄棉片制作的灸片能够在皮肤表面产生瞬间的局部高温,使皮损处的致病菌变性坏死,同时刺激机体免疫系统,提高机体免疫力。不断渗入的灸热,能够加强皮肤局部血液循环,改善皮肤微循环,并调节皮下神经末梢,起到提高局部代谢、止痛、止痒的作用,从而达到治疗目的。左甲等将201例带状疱疹患者随机分为铺棉灸组99例和西药组102例。铺棉灸组给予铺棉灸为主的针灸治疗,西药组给予常规西药治疗。结果:铺棉灸疗组总有效率为92.9%,西药组为91.2%,差异无统计学意义(P>0.05);以铺棉灸疗法为主的针灸治疗对带状疱疹疗效确切,与西药常规疗法无明显差异,但在镇痛及控制带状疱疹后遗神经痛发生方面优于西药疗法(P<0.01,P<0.05)。

7. 壮医药线点灸

壮医药线点灸是流传于中国广西壮族民间的一种独特医疗方法,具有温经通痹、通络止痛、强壮补益等十大功效。壮医药线点灸疗法对带状疱疹患者的T细胞亚群有良好的调节作用,治疗后可提高CD3+、CD4+的水平及CD4+/CD8+比值,使其接近正常水平。粟春生将60例患者随机分为治疗组、对照组各30例。治疗组采用壮医药线灸法配合火针,每天1次,7天为1个疗程。对照组采用中药外洗,每天2次7天为1个疗程。结果:2组痊愈率比较,差异有显著意义(P<0.01),2组在皮肤修复、

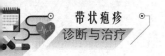
结痂及疼痛缓解时间方面经统计学处理,差异有显著性意义(P<0.01),治疗组疗效明显优于对照组。

8. 雷火灸

雷火灸是利用20多味中药燃烧时产生的热量、红外线、药化因子、物理因子以及使用独特的手法,通过脉络和腧穴的循经感传共同达到温经通络、调节人体机能来治疗疾病。雷成业等将76例门诊带状疱疹患者随机分为雷火灸组39例与对照组37例。雷火灸选在有皮损周围部位及在支沟、阳陵泉、丘墟穴上方2～3厘米悬燃,皮肤能感觉到灼热但不被烫伤、艾条烤红即可。每次每部位悬灸5～10分钟,每日1次,配合药物泛昔洛韦片。对照组予药物泛昔洛韦片口服。结果:雷火灸组在疱疹结疱时间、结痂时间、脱痂时间、疼痛缓解程度、疼痛开始缓解时间及疼痛持续时间、带状疱疹综合疗效评分等方面都优于对照组。

推拿法是如何治疗带状疱疹的

推拿手法以祖国传统医学的经络学说为基础,采用推拿手法疏通经络,调畅气血。推拿法不是直接针对病源,而是通过肌肉皮肤的推拿作用激发经络的调节作用,进而调整经络之气,并依靠经络的调节作用来恢复机体的平衡,调整病理状态。

穴位按摩是在中医理论指导下运用手法作用于人体特定部位或穴位而产生作用的一种护理方法,它可以通过刺激局部,起到疏通经络、活血化瘀、解痉止痛、调和气血、调整脏腑功能及平衡阴阳以达到缓解疾病。而且,操作时不需要特别的操作用物,简便易行,临床护理工作者可独立操作,具有使用范围广、见效快的特点。同时,按摩时护患近距离接触、真诚有效的沟通,使患者感受到被尊重和关爱,增加应对压力能力,身心处于舒适放松状态,思绪朝着健康的方向发展,从而达到良好的预期效果。

按摩可以增强人体的抗病能力。首先增强患者的心肺功能。按摩患者两肘的心经的少海穴、心包经的曲泽穴和肺经的尺泽穴。通过心肺经络穴位直接调节心肺功能,促进气血流通,加强心肺的排毒作用,每个穴位按摩 1～2 分钟。按摩双足的肺反射区和左足的心反射区,每个反射区按摩 2 分钟。按摩胸部左侧、锁骨以下的阿是穴(压痛点)及背部督脉的至阳穴,每个穴位按摩 2 分钟,增强患者的消化功能和吸收能力。按摩患者大肠经的手三里穴和肺经的鱼际穴,每个穴位按摩 2 分钟。

按摩可以增强人体的免疫功能。按摩患者的胸腺。人在青春期后胸腺逐步退化、萎缩,免疫功能降低。人体的淋巴细胞通过胸腺而成为 T 淋巴细胞,T 淋巴细胞能识别和消灭各种病菌、病毒,通过按摩胸腺可使衰退的胸腺功能增强,产生更多的 T 淋巴细胞,相应地提高免疫功能。每次按摩 3 分钟。按揉髀骨。脾能产生淋巴细胞,增强脾的功能即增强了人体的免疫功能。《黄帝内经》记载,"脾有邪,其气留于两髀"。通过按揉或用拳法适当捶击,可消除"病气",加强脾的功能。按摩双足的上身淋巴和下身淋巴反射区,这两个反射区分别在双足内、外踝骨的前上方,每个反射区按摩 1～2 分钟。上述按摩,不论是穴位还是反射区,都应避开带状疱疹或后遗症的痛点,是以隐性的疼痛(不按

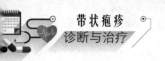

摩时不痛)来治疗阳性疾病的有效方法,所以不会产生副作用。

依据现代医学神经解剖位置,夹脊穴附近均有脊神经后支及其伴行的动、静脉丛分布,神经纤维覆盖穴区。其深层有交感神经椎旁节、交感神经干及其与脊神经相联系的灰、白交通分布。研究表明,针刺夹脊穴可刺激以上结构及其周围组织,刺激感觉神经,促进血液循环,达到止痛作用,而针刺补泻手法的操作更能够很好地控制疼痛的反复发作。基于针刺止痛理论,采用补、泻、调、按等手法按摩夹脊穴,可刺激脊神经后支及其伴行的动、静脉丛,抑制神经传导兴奋,增强机体对疼痛的耐受力,同时促进血液循环,影响交感神经末梢释放化学介质,达到止痛作用。中医经络学说认为,夹脊穴位于督脉与足太阳经脉之间,而督脉为"阳脉之海",总督诸阳。按摩背部夹脊穴可通达督脉经气,从而调节全身阳经经气的运行,通调脏腑经络,使正气得助,瘀滞得通,通则不痛。研究结果显示,观察组疼痛频率、疼痛程度、疼痛对睡眠的影响均明显轻于对照组(P<0.01),临床疗效明显优于对照组(P<0.05)。这说明,穴位按摩护理能有效缓解患者的症状,提高临床疗效。分析可能除与穴位按摩的止痛原理有关外,还可能与患者的疼痛与睡眠障碍症状相互改善有关。穴位按摩可以使得患者疼痛减轻,改善睡眠,而有着良好的睡眠,又可以减轻躯体疼痛症状,二者互为因果关系起到良好的循环作用,从而使得患者精神恢复、情志愉悦、气机条达、气血调和、脏腑气血功能旺盛、机体抵抗力增强,进一步促进病体康复。

带状疱疹的西医治疗

带状疱疹的系统治疗药物有哪些

系统治疗离不开带状疱疹治疗总的原则,包括抗病毒治疗、免疫调节治疗、止痛治疗及营养神经治疗。系统抗病毒药物是临床治疗带状疱疹的常用药物,目前中国指南推荐的系统药物有阿昔洛韦、伐昔洛韦、泛昔洛韦、溴夫啶和膦甲酸钠。另外,单磷酸阿糖腺苷目前也用于带状疱疹的治疗。疼痛较重的患者,可以适当口服或外用一些止痛药物,如口服普瑞巴林、加巴喷丁、阿米替林。营养神经药物常用的有甲钴胺、腺苷钴胺、维生素 B 族。调节免疫的药物常用胸腺肽等。

抗病毒药物的作用机制如何

一般来说,抗病毒药物的主要作用机制是通过不同的方式阻止 DNA 病毒的复制。阿昔洛韦在感染细胞内经病毒胸苷激酶磷酸化,生成阿昔洛韦三磷酸,后者可抑制病毒 DNA 聚合酶,中止病毒 DNA 链的延伸。伐昔洛韦是阿昔洛韦的前体药物,口服吸收快,在胃肠道和肝脏内迅速转化为阿昔洛韦,其生物利用

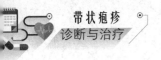
度是阿昔洛韦的 3～5 倍。泛昔洛韦是喷昔洛韦的前体药物,口服后迅速转化为喷昔洛韦,作用机制同阿昔洛韦。溴夫啶具有高度选择性,抑制病毒复制的过程只在病毒感染的细胞中进行。膦甲酸钠通过非竞争性方式阻断病毒 DNA 聚合酶的磷酸盐结合部位,从而防止 DNA 病毒链的延伸。

系统抗病毒药物的用法用量如何

阿昔洛韦:口服 400～800 毫克/次,5 次/天,服用 7 天;静脉滴注:免疫受损或伴严重神经系统疾病患者,每次 5～10 毫克/千克,每 8 小时 1 次,疗程 7 天。

伐昔洛韦:口服 300～1 000 毫克/次,3 次/天,服用 7 天。

泛昔洛韦:口服 250～500 毫克/次,3 次/天,服用 7 天。

溴夫啶:口服 125 毫克/天,1 次/天,服用 7 天。

膦甲酸钠:静脉滴注每次 40 毫克/千克,每 8 小时 1 次,疗程 7 天。

系统抗病毒药物应该如何选用

肾功能不全患者,要相应下调药物使用剂量。肾功能持续下降者,应立即停用阿昔洛韦,改用泛昔洛韦或其他抗病毒药物继续治疗。对于怀疑存在肾功能不全的患者初始给药前应检测肌酐水平,但溴夫啶无须检测肌酐水平。

美国感染病学会(IDSA)指南推荐阿昔洛韦治疗水痘-带状疱疹病毒所致的脑膜炎/脑炎:轻中度病例,静脉滴注10毫克/千克,每8小时1次,连续治疗10~14天,而严重病例应持续治疗14~21天。

艾滋病病毒合并水痘-带状疱疹病毒感染情况,目前中国专家共识推荐使用阿昔洛韦或膦甲酸钠治疗。水痘-带状疱疹病毒引起的球后视神经炎较为罕见,几乎只出现在艾滋病病毒血清反应阳性的艾滋病患者中,同时可伴或不伴皮损,目前并无明确有效的治疗方案。但由于视神经炎可严重危害视力且组织病理学显示有炎症浸润,因此可考虑初始给予静脉滴注阿昔洛韦及糖皮质激素治疗,而对于阿昔洛韦治疗抵抗(耐药)的患者,推荐静脉滴注膦甲酸钠。

系统抗病毒治疗起始时间及疗程如何

抗病毒治疗能有效缩短病程,加速皮疹愈合,减少新皮疹形成,减少病毒播散到内脏。建议应在发疹后24~72小时内开始使用,以迅速达到并维持有效浓度,获得最佳治疗效果。一般抗病毒疗程为7天。有研究显示,延长抗病毒疗程与标准7天疗程之间的疗效无差别或只是存在可疑性的优势。如果抗病毒治疗7天后,仍有新水疱出现,排除误诊或对抗病毒药物耐药后,可延长疗程。

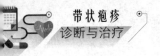

系统止痛药如何选择

急性期疼痛应首选系统止痛药物。在疼痛强度较轻的情况下,可采用非甾体抗炎药或非阿片类药物;中度疼痛时,可采用非阿片类药物联合弱阿片类镇痛药;剧烈疼痛时,可能需要非阿片类药物与强阿片类药物联合使用。三环抗抑郁药(如阿米替林)或抗惊厥药(如加巴喷丁、普瑞巴林)也是镇痛的常用药物。研究显示,早期使用普瑞巴林可显著降低带状疱疹患者疼痛评分,并降低带状疱疹后遗神经痛发生率,其联合羟考酮还可改善患者睡眠,提高生活质量;对于 PHN 和其他形式的神经性疼痛和慢性疼痛,它们可能是镇痛的有效一线药物。

使用系统止痛药注意事项有哪些

服用止痛药需要注意的是服药时间建议在饭后的 15～30 分钟,以减轻药物对胃肠道的刺激,因为止痛药使用后可能会引起恶心、呕吐、腹痛等症状,如果出现胃溃疡、十二指肠溃疡以及解黑色大便建议及时停药就医。另外在使用止痛药时建议选择一种,必要时可同时使用两种或者两种以上的止痛药,但这样一方面增加了对胃肠道的刺激,另一方面又增加了对肝脏的损害。在使用止痛药止痛时,如果疼痛 5 天没有得到缓解建议及时停药就医,另外无论使用哪种止痛药一定要提前仔细地阅读药品的说明书。临床使用时还需注意药物的副作用,如三环抗抑郁药的抗胆碱能副作用、抗惊厥药物的神经毒性副作用等。

常用系统止痛药用法用量如何

普瑞巴林:口服,推荐剂量为每次 75 或 50 毫克,每日 2 次;起始剂量可为每次 75 毫克,每日 2 次。可在 1 周内根据疗效及耐受性增加至每次 150 毫克,每日 2 次。由于该药物主要经肾脏排泄清除,肾功能减退的患者应调整用量。推荐剂量适用于肌酐清除率大于或等于 60 毫升/分钟的患者。服用药物 300 毫克/天,2~4 周后疼痛未得到充分缓解的患者,如耐受药物,可增至每次 300 毫克,每日 2 次;或每次 200 毫克,每日 3 次。如需停用普瑞巴林,建议至少用 1 周时间逐渐减停。

加巴喷丁:口服,成人给药从初始低剂量逐渐递增至有效剂量,给药第 1 天可采用每日 1 次,每次 300 毫克,第 2 天为每日 2 次,第 3 天为每日 3 次,之后维持此剂量服用。如需停用加巴喷丁,同样建议至少用 1 周时间逐渐减停。

阿米替林:口服,首剂应睡前服用,每次 12.5~25 毫克。

曲马多:口服,起始剂量每次 25~50 毫克,每日 1~2 次,每日最大量 400 毫克。

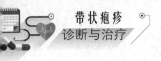

营养神经药物的作用机制如何

维生素 B 族通过参与脑细胞和脊髓神经元胸腺嘧啶核苷的合成,促进叶酸的利用和代谢,促进卵磷脂合成和神经元髓鞘形成,加速突触传递恢复,从而达到镇痛和促进受损神经恢复的作用。

营养神经药物的用法用量如何

甲钴胺:口服,500 微克/次,3 次/日。

腺苷钴胺:口服,成人每次 0.5～1.5 毫克,一日 3 次。

维生素 B 族(维生素 B_1、维生素 B_6):口服,1 次 1～2 片,1 日 3 次。

常用免疫调节药物作用及用法用量如何

胸腺肽:带状疱疹患者细胞免疫功能下降明显,该药可提高患者细胞免疫功能,缩短病程,减少后遗神经痛发生,同时还能避免联用类固醇皮质激素所产生的副作用。口服,每次 20 毫克,1 日 1～3 次。

α干扰素:一种糖蛋白,能增强患者抗病毒能力,可作为高危人群活动性感染的早期辅助治疗。有口服剂型,每日 200 IU。

也有肌注剂型,$1×10^6$ IU/日,连用 6 天。常见副作用有发热、头痛、嗜睡和肌肉疼痛。

转移因子:具有双向调节免疫功能,促进皮损消退,减轻炎症反应,缓解疼痛,缩短疗程,减少复发。转移因子胶囊口服,3～6 毫克/次,2～3 次/日。

带状疱疹局部治疗原则是什么

局部治疗除和系统治疗抗病毒、止痛一致外,还需要兼顾消炎、干燥收敛水疱、治疗继发感染等原则。

外用抗病毒药物有哪些

外用抗病毒药物有阿昔洛韦乳膏、喷昔洛韦乳膏,若发生于眼部的带状疱疹可以外用 3%阿昔洛韦眼膏或 0.1%～0.5%阿昔洛韦滴眼液滴眼。

外用抗病毒药物的适应证、用法用量、禁忌证、不良反应和注意事项有哪些

1. 阿昔洛韦乳膏

适应证:用于带状疱疹皮损。

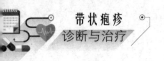
用法用量:涂患处。小儿与成人均每 4 小时 1 次,每日 5 次,夜间无须使用,连续用药 5 日。若 5 日后仍未治愈,疗程可额外延长 5 日。

禁忌证:本品禁用于已知对阿昔洛韦或丙烯乙二醇过敏的患者。

不良反应:使用本品后,部分患者可能会出现短暂的灼热或刺痛感。约 44% 的患者出现皮肤轻度干燥和鳞片样改变。少数患者曾有红斑和瘙痒的情况。

注意事项:(1)本品不推荐用于黏膜,如口腔、眼部和阴道,因为可能会引起刺激。应特别注意避免接触到眼睛。(2)严重免疫功能低下的患者(如艾滋病患者或骨髓移植的患者),在对任何感染进行治疗前应咨询医生。(3)本品为外用药,不可内服。(4)涂药时需戴指套或手套。(5)涂药部位如有灼热感、瘙痒、红肿等情况,应停止用药,并将局部药物洗净,必要时需咨询医生。(6)请将药物放在儿童不能接触的地方。

2. 喷昔洛韦乳膏

适应证:用于带状疱疹皮损。

用法用量:外用,涂于患处,每天 4～5 次,应尽早开始治疗。

禁忌证:对本品过敏者禁用。

不良反应:未见全身不良反应,偶见用药局部灼热感、疼痛、瘙痒等。

注意事项:(1)不推荐用于黏膜,因刺激作用,勿用于眼内及眼周。(2)严重免疫功能缺陷患者(如艾滋病或骨髓移植患者)应在医生指导下应用。

3. 阿昔洛韦眼膏

适应证:眼部带状疱疹。

用法用量:涂于眼睑内1日4～6次。

禁忌证:尚不明确。

不良反应:可引起轻度疼痛和烧灼感,但易被患者耐受。

注意事项:严重免疫功能缺陷患者(如艾滋病或骨髓移植患者)应在医生指导下应用。

4. 阿昔洛韦滴眼液

适应证:眼部带状疱疹。

用法用量:滴于眼睑内,每次1～2滴,每2小时1次。

禁忌证:(1)对本品过敏者及有严重并发症者禁用。(2)孕妇及哺乳期妇女慎用。

不良反应:本品滴眼后一般耐受性良好,可引起的不良反应有灼烧刺激感、结膜充血、浅点状角膜病变、滤泡性结膜炎、眼睑过敏和泪点阻塞等,一般发生率较低。

注意事项:(1)使用完毕后请将瓶塞拧紧,以防污染。(2)本品水溶性差,在寒冷气候下易析出结晶,用时需使其溶解。

外用止痛药有哪些

辣椒碱乳膏、利多卡因喷雾剂或者贴膏等都是具有止痛作用的药物。

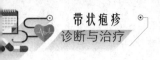
外用止痛药的适应证、用法用量、禁忌证、不良反应和注意事项有哪些

1. 辣椒碱乳膏

适应证:带状疱疹或带状疱疹后遗神经痛皮肤未破损者。

用法用量:成人及 2 岁以上儿童外用。根据疼痛部位大小,取适量用棉签均匀涂于患处,并轻轻按摩使药物被皮肤完全吸收。一般情况下,每次 1～2 颗黄豆粒大小的用量,每日 3～4 次。如果药物用于手部区域,涂药后 30 分钟方可洗手。

禁忌证:对本品及其成分过敏者禁用。过敏性皮肤者禁用。

不良反应:偶有在用药部位产生烧灼感、刺痛感、皮疹、皮肤发红,但随着时间延长和反复用药,会减轻或消失。如果出现严重烧灼感,可停药,并用食用油除去残余药物,避免用热水清洗。

注意事项:(1)本品仅可用于完整皮肤,不能用于皮肤损伤部位。(2)避免长期的大面积使用。(3)勿与眼睛、黏膜接触,避免接触隐形眼镜,如不慎接触到眼睛,请用大量清水冲洗。(4)洗澡、游泳、日光浴或受热前后,不可立即使用本品。(5)用药后请用肥皂和水洗手,以免手部残留药物接触到眼睛和身体其他敏感部位。(6)本品仅供外用,切勿入口。(7)如使用一周后,局部疼痛仍无缓解,需向医师咨询。

2. 利多卡因喷雾剂

适应证:带状疱疹或带状疱疹后遗神经痛患者。

用法用量:外用。每次 2～3 揿,每揿 4.5 毫克。本品成人一次用量不得超过 100 毫克。

禁忌证:对本品过敏者禁用。

不良反应:本品在剂量范围内应用无不良反应产生。

注意事项:(1)切勿受热,并避免撞击或自行拆启,以防危险。(2)对于超剂量及个别敏感患者,可产生如下症状,眩晕、惊恐不安、多言、寒战等,也可出现面色苍白、出冷汗、胸闷、气短、呼吸困难等。对中毒反应处理原则是立即停止给药,给予吸氧,并按病情给予对症处理。(3)过敏反应罕见。但对酰胺类药物有过敏史者的患者,需在医师指导下使用。

3. 利多卡因贴膏

适应证:带状疱疹或带状疱疹后遗神经痛皮肤未破损者。

用法用量:本品用于无破损皮肤,覆盖疼痛最严重的区域。按处方量贴敷(单次同时最多使用 3 贴),24 小时内累计贴敷时间不超过 12 个小时。患者可根据疼痛部位面积,在除去塑料覆膜前用剪刀将本品剪成小块使用。虚弱患者或肝肾功能不全的患者建议减小使用面积。患者使用时若产生刺激或灼烧感无法耐受,可以移去药物直到刺激感消退后再重新使用。当本品与含局麻药的制剂合并使用时,必须考虑所有制剂的总吸收量。

禁忌证:对于酰胺类局麻药有过敏史的患者,或对本品其他成分有过敏史的患者禁用。

不良反应:尚不明确。

注意事项:(1)儿童意外接触使用过的本品仍含有大量利多卡因。尽管该危险至今未被评估,但儿童或宠物一旦咀嚼或吞

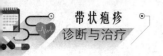

噬新的或使用过的本品,有可能产生严重不良反应。应妥善保存、处理本品,确保儿童、宠物或其他人接触不到本品。(2)慎用患者有①严重肝病患者:因其肝脏不能正常代谢利多卡因,发生利多卡因中毒的风险较大;②对于对氨基苯甲酸衍生物(普鲁卡因、苯佐卡因等)过敏的患者,未发现使用利多卡因后出现交叉过敏。然而,有药物过敏史的患者应慎用本品,尤其是对过敏原不确定的患者。(3)使用注意:破损皮肤者,尽管未经测试,但在破损或有炎症的皮肤上给药时,可能会导致利多卡因吸收量增加引起的血药浓度增高。本品仅用于无破损皮肤。不推荐在利多卡因凝胶膏上方放置外部热源(如热的垫子、电热毯),这些情况有可能提高血药浓度。尽管没有相关研究,但是根据动物使用类似制剂产生的严重眼部刺激的情况,应该避免眼部接触本品。若眼部接触到本品,应立即使用大量清水或生理盐水冲洗,以保护眼睛,直至感觉恢复。接触过本品后必须洗手,洗手前避免接触眼部。从包装袋中拿出本品后应立刻使用,不要将本品存放于密封包装袋外。将使用过的本品的黏性膏体面对折(使黏性膏体一面自动相黏)后弃置,使儿童和宠物不会接触到。本品遇湿后会失去黏性。使用时患者避免接触水,例如沐浴或游泳。

干燥收敛的药物有哪些

如疱液未破时,可用炉甘石洗剂外涂,起到干燥收敛的作用。疱液破溃以后,可酌情选用3％硼酸溶液或1∶5 000呋喃西林溶液湿敷。无论是涂湿敷还是炉甘石洗剂外涂后,可以继续使用阿昔洛韦或喷昔洛韦乳膏。

外用干燥收敛药的适应证、用法用量、禁忌证、不良反应和注意事项有哪些

1. 炉甘石洗剂

适应证:带状疱疹早期有水疱者。

用法用量:局部外用,用时摇匀,取适量用棉签均匀涂于患处,每日3～4次。

禁忌证:对本品及其成分过敏者禁用。

不良反应:尚不明确。

注意事项:(1)避免接触眼睛和其他黏膜(如口、鼻等)。(2)用药部位如有烧灼感、红肿等情况应停药,并将局部药物洗净,必要时向医师咨询。(3)本品不宜用于有渗出液的皮肤。(4)用时摇匀。(5)对本品过敏者禁用,过敏体质者慎用。(6)本品性状发生改变时禁止使用。(7)请将本品放在儿童不能接触的地方。(8)儿童必须在成人监护下使用。(9)如正在使用其他药品,使用本品前请咨询医师或药师。

2. 3％硼酸溶液

适应证:带状疱疹水疱破溃的糜烂面。

用法用量:湿敷。湿敷时把溶液倒入盆内,以便于操作,建

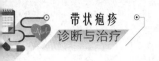

议使用敞口的较浅些的盆,用6～8层纱布或2层小毛巾浸于本品常温溶液中浸湿浸透,轻挤压后(拧至不滴水)敷于患处,每次敷15分钟,每天2次。

禁忌证:对本品及其成分过敏者禁用。

不良反应:临床较少见。局部的不良反应,比如可能会出现局部明显的发红、烧灼,并伴有明显瘙痒的感觉。硼酸大量吸收后会引起全身毒性反应,比如呕吐、腹泻、痉挛、昏睡、失明及肾损害等。

注意事项:(1)所用溶液温度不能高于室温。(2)应定时更换湿润纱布,以保持适宜的温度、湿度和无菌。(3)皮损面积较大尤其有糜烂时,不宜用本药湿敷,以免硼酸大量吸收后引起毒性反应如呕吐、腹泻、痉挛、昏睡、失明及肾损害等。(4)天冷时湿敷应注意保暖。

3.1∶5 000呋喃西林溶液

适应证:带状疱疹水疱破溃的糜烂面。

用法用量:湿敷。湿敷时把溶液倒入盆内,以便于操作,建议使用敞口的较浅些的盆,用6～8层纱布或2层小毛巾浸于本品常温溶液中浸湿浸透,轻挤压后(拧至不滴水)敷于患处,每次敷15分钟,每天2次。

禁忌证:对本品及其成分过敏者禁用。

不良反应:临床较少见。偶尔可出现过敏反应,可能会出现局部明显的发红、烧灼,并伴有明显瘙痒的感觉。

注意事项:局部应用时,全身毒性较低。但有0.5%～2%患者对本品过敏。

若皮损处继发感染可以使用哪些药物

水疱破溃后容易继发感染,继发感染时可以外用0.5%新霉素软膏、盐酸金霉素眼膏、莫匹罗星软膏、复方多粘菌素 B 软膏等抗感染药膏。

常用抗感染药膏的适应证、用法用量、
禁忌证、不良反应和注意事项有哪些

1. 0.5%新霉素软膏

适应证:带状疱疹皮损继发感染。

用法用量:局部外用。取本品适量,涂于患处,每日2~3次。

禁忌证:对本品及其成分过敏者禁用。

不良反应:可见皮疹、瘙痒、红肿或其他刺激反应,以及偶见过敏反应。

注意事项:(1)本品在表皮剥脱的创面很易吸收,因此,应避免长期大面积使用,以免吸收中毒,尤其是当患者肾功能减退或与肾毒性或耳毒性药物合用时。(2)使用不宜超过1周,如未见好转,应咨询医师。(3)避免接触眼睛和其他黏膜(如口、鼻等)。(4)用药部位如有烧灼感、瘙痒、红肿等情况应停药,并将局部药物洗净,必要时向医师咨询。(5)对本品过敏者禁用,过敏体质

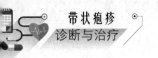

者慎用。(6)本品性状发生改变时禁止使用。(7)请将本品放在儿童不能接触的地方。(8)儿童必须在成人监护下使用。(9)如正在使用其他药品,使用本品前请咨询医师或药师。

2. 盐酸金霉素眼膏

适应证:带状疱疹皮损继发感染。

用法用量:局部外用。取本品适量,涂于患处,每日2~3次。

禁忌证:对本品过敏者禁用,过敏体质者慎用。

不良反应:(1)轻微刺激感。(2)偶见过敏反应,出现充血、眼痒、水肿等症状。

注意事项:(1)涂药前,注意清洁双手,管口勿接触手和眼睛,防止污染和损伤。(2)本品不宜长期连续使用,使用5日症状未缓解,应停药就医。(3)若出现充血、眼痒、水肿等症状,应停药就医。(4)对本品过敏者禁用,过敏体质者慎用。(5)本品性状发生改变时禁止使用。(6)请将本品放在儿童不能接触的地方。(7)儿童必须在成人监护下使用。(8)如正在使用其他药品,使用本品前请咨询医师或药师。

3. 莫匹罗星软膏

适应证:带状疱疹皮损继发感染。

用法用量:本品外用,局部涂于患处,必要时患处可用敷料包扎或敷盖,每日3次,5天一疗程,必要时可重复一疗程。

禁忌证:对莫匹罗星或其他含聚乙二醇软膏过敏者禁用。

不良反应:局部应用本品一般无不良反应,偶见局部烧灼感、蜇刺感及瘙痒等,一般不需停药。偶见对莫匹罗星或其软膏基质产生皮肤过敏反应。已有报告显示莫匹罗星软膏引起全身性过敏反应,但非常罕见。

注意事项:(1)如使用一疗程后症状无好转或加重,应立即去医院就医。(2)感染面积较大者,去医院就医。(3)本品仅供皮肤给药,请勿用于眼、鼻、口等黏膜部位。(4)误入眼内时用水冲洗即可。(5)有中度或重度肾损害者慎用。(6)孕妇慎用;哺乳期妇女涂药时应防止药物进入婴儿眼内。如果是在乳头区域使用,请在哺乳前彻底清洗。(7)对本品过敏者禁用,过敏体质者慎用。(8)本品性状发生改变时禁止使用。(9)请将本品放在儿童不能接触的地方。(10)儿童必须在成人监护下使用。(11)如正在使用其他药品,使用本品前请咨询医师或药师。

4. 复方多粘菌素 B 软膏

适应证:带状疱疹皮损继发感染。

用法用量:外用,局部涂于患处。一日 2～4 次,5 天为一疗程。

禁忌证:对本品任意组成成分过敏者禁用。

不良反应:偶见过敏反应、搔痒、烧灼感、红肿等。

注意事项:(1)应避免在表皮脱落的巨大创面使用本品。(2)当患者有肾功能减退或全身应用其他肾毒性或耳毒性药物时,应注意有产生毒性的可能。(3)患者如有血尿、排尿次数减少、尿量减少或增多等肾毒性症状或耳鸣、听力减退等耳毒性症状时应慎用本品。本制剂不适于眼内使用。

什么是物理治疗

物理治疗是康复治疗的主体,它使用包括声、光、冷、热、电、

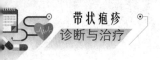

力(运动和压力)等物理因子进行治疗,针对人体局部或全身性的功能障碍或病变,采用非侵入性、非药物性的治疗来恢复身体原有的生理功能。物理治疗是现代与传统医学中的非常重要的一分子。物理治疗可以分为两大类,一类是以功能训练和手法治疗为主要手段,又称为运动治疗或运动疗法;另一类是以各种物理因子(声、光、冷、热、电、磁、水等)为主要手段,又称为理疗。

常用的带状疱疹物理治疗有哪些

目前常用的带状疱疹物理治疗有半导体激光、音频电疗、超短波、氦氖激光。

半导体激光的作用机制是什么

半导体激光治疗的本质是低功率复合激光,它是由范围830纳米至980纳米的光波复合而成,低功率复合激光可以增强机体的免疫功能,并激活巨噬细胞的活力,以此达到促进血液循环的能力,加快新陈代谢,促进炎症的消退,从而缓解疼痛,同时它还可以加快细胞的修复,并有利于胶原纤维的产生,加快神经细胞的生长和有关功能的恢复。根据研究表明,半导体激光之所以可以提高人体的免疫能力,是由于其可以对人体产生光化学反应、机械效应和电磁效应,从而加速新陈代谢,减弱大脑神经的兴奋度。半导体激光还可以将三磷酸腺苷(ATP)转化成二磷酸腺苷(ADP),促进能量的分解,使人的身体得到放松。据临床发现,半导体激光可以抑制前列腺素向前列腺素 E_2 的转化,降低炎症的产生。同时,半导体激光能激活内啡肽,降低神经末梢的兴奋性,最终控制炎症,使得疼痛缓解。

半导体激光的治疗方法如何

采用半导体激光治疗仪,设置参数 820 纳米波长,输出功率200 兆瓦,脉冲 10～20 赫兹,从受损神经根部沿神经纤维走向移动照射,或在皮损区肌疼痛较重区域照射,5～10 分钟/次,1 次/天,两组疗程均为 7 天。

半导体激光在治疗带状疱疹过程中如何应用

1. 联合药物

有些情况下,如果使用单一的药物治疗带状疱疹及后遗神经痛,并不能取得良好的治疗效果。通常临床采取多模式镇痛方法,将多种治疗方法组合,协同发挥作用,提高疗效。冯维勇等在伐昔洛韦抗病毒基础上,联合半导体激光,加快了循环功能,提高了自身免疫能力。为了更好地对神经进行修复,通常还可以配合甲钴胺使用。这种方法可以降低病痛症状,避免后遗

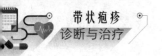
症的产生。阎晓飞等探讨半导体激光联合甲钴胺及青鹏软膏治疗头面部带状疱疹后遗神经痛的临床效果。将 108 例头面部带状疱疹患者随机分为治疗组和对照组，每组各 54 例。两组均肌肉注射甲钴胺 0.5 毫克，一周 3 次；外用青鹏软膏，2 次/天。治疗组加用 SUNDOM-300IB 型半导体激光治疗仪照射疼痛区域，采用大探头，波长 810 纳米，功率 400 兆瓦，每个疼痛部位照射 10 分钟，1 次/天，两周为一个疗程。照射时用纱布覆盖患者双眼，同时佩戴专用护目镜，探头垂直于病灶组织，距离皮肤 1～2 厘米。比较两组患者的临床疗效，结果发现治疗组的痊愈率、总有效率均明显高于对照组，说明半导体激光联合甲钴胺及青鹏软膏治疗头面部带状疱疹后遗神经痛能够有效缓解疼痛，不良反应少，疗效确切，安全可靠，值得临床推广应用。吴正祥等采用波长为 830 纳米的联合半导体激光配合复方甘草酸苷治疗带状疱疹后遗神经痛，半导体激光照射疼痛部位 25 分钟，每 10 天为一个疗程，总共 3 个疗程治疗，最后总有效率为 94.93%。还有研究在常规抗病毒、营养神经、止痛及聚维酮碘湿敷治疗基础上，加用半导体激光照射治疗，结果表明联合半导体激光治疗后，总有效率为 91.30%，患者的止疱时间、结痂时间、止痛时间及痊愈时间均显著缩短，两组患者炎症指标，包括 C 反应蛋白（CRP）、白介素（IL-6）、肿瘤坏死因子-α（TNF-α）水平均较非联合疗法降低。并且随访 1 个月，联合组患者后遗神经痛发生率明显低于对照组。李佳探讨了半导体激光联合普瑞巴林及青鹏软膏治疗护理 2 型糖尿病合并带状疱疹后神经痛的临床疗效。将入选的 90 例 2 型糖尿病合并带状疱疹后神经痛患者随机分为 3 组，各 30

例。对照 1 组：首先采用更昔洛韦抗病毒，甲钴胺、维生素 B_{12} 神经营养治疗。再给予普瑞巴林口服，起始 75 毫克/天，分 2 次服用；1 周之后 150～160 毫克/天，分 3 次服用，治疗 2～4 周后仍未缓解者，加量至 200 毫克/次，3 次/天，3 周为一个疗程。对照 2 组：在对照 1 组治疗的基础上，疼痛部位给予青鹏软膏适量涂抹，2 次/天，3 周为一个疗程。实验组：在对照 2 组治疗的基础上，加用 SUNDOM-300IB 型半导体激光治疗仪(北京三顿医疗电子技术有限责任公司生产)照射疼痛部位，采用大探头，功率 400 兆瓦，波长 810 纳米，每个疼痛部位照射 10 分钟，1 次/天，3 周为一个疗程。照射时用纱布覆盖患者双眼，佩戴专用护目镜，探头距离皮肤 1～2 厘米，垂直于病灶组织。3 组患者分别于治疗 3 周后评价疗效和观察不良反应。采取视觉模拟评分法(VAS)评价疗效。治疗 3 周后，3 组患者 VAS 评分均较治疗前明显下降，且实验组 VAS 评分下降程度均优于对照 1 组和对照 2 组；实验组有效率(86.67%)均优于对照 1 组(63.33%)和对照 2 组(70.00%)。3 组均未见明显不良反应。半导体激光联合普瑞巴林及青鹏软膏治疗护理 2 型糖尿病合并带状疱疹后遗神经痛，疗效显著。

2. 联合物理治疗

研究表明超短波与半导体激光组合治疗方法对抑制疼痛有良好的效果，主要是因为超短波与半导体激光两种组合可以发挥各自的优势，将治疗效果发挥最大化。韩秀兰等将 46 例患者分为两组，实验组和观察组，每组 23 例。实验组应用半导体激光、紫外线、超短波进行综合治疗，治疗过程中同时服用抗病毒

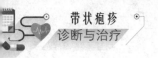

和神经营养药。对照组采用皮肤科常规药物治疗。一般采用超短波,半导体激光,紫外线的顺序进行。患者暴露治疗部位,依据治疗需要采取合适体位。如对头面部治疗应避开眼睛。具体方法如下:超短波采用进口 YSIOMED 超短波治疗仪,工作频率为 27.12 兆赫,选用其非热的脉冲波进行治疗,根据不同部位采用单极法、对置法和并置法,间隙 3~4 厘米,微热量 10 分钟,每日 1 次,12 天为一个疗程。半导体激光治疗采用曼迪森(MDC)系列半导体激光治疗仪,波长为 650 纳米~830 毫米,功率 0~500 兆瓦连续可调,一般选用范围为 350~500 兆瓦,照射距离 5~10 厘米,分点照射皮疹处、溃烂区及相应的神经根区。5 分钟/点,每日 1 次,10 天为一个疗程,紫外线治疗采用 ZW-I 型紫外线治疗仪,辐射强度≥100 微瓦/平方厘米,分区照射皮肤病损处及相应的神经根病灶区,从 5MED 开始,每日增加 1 个生物剂量,每天 1 次,7 次为一个疗程治疗期间均同时服用常规抗病毒、营养神经药物,如阿昔洛韦、神经妥乐平等。两组在治疗的第 3 天、7 天、12 天统计治愈患者人数,并于一个疗程结束时评价两组治疗的有效率。结果显示两组在治疗后的疗效比较有显著差异,治疗组的治愈时间明显比对照组短。说明综合应用半导体激光、紫外线、超短波治疗带状疱疹,可以缩短治疗时间,提高疗效。李长华等采用药物治疗联合半导体激光加超短波治疗的患者 56 例,有效率达 100%。

聂巧珍探讨了半导体激光照射结合中频电疗治疗带状疱疹后遗神经痛的疗效。将 95 例带状疱疹后遗神经痛患者分为治疗组 48 例和对照组 47 例,对照组口服维生素 B_1、甲钴胺,治疗组在此基础上采用半导体激光照射及电脑中频电疗。治疗组采用LHH-500型半导体激光治疗仪(京龙慧珩医疗科技发展有限公司),波长830纳米,输出功率500兆瓦,光斑直径100毫米。治疗仪探头照射疼痛部位,照射距离10毫米,照射时间20分钟,每天1次,共10天。采用HL-Y3A型中频治疗仪(武汉康本龙医疗器械有限公司),选用7厘米×11厘米电极(面部可选小电极)2个,于痛点对置,选用最大耐受量,每天1次,共10天。口服维生素B_1片10毫克,每天3次,甲钴胺片500微克,每天3次。10天后根据患者疼痛视觉模拟评分比较两组疗效。结果显示治疗组痊愈16例,显效20例;对照组痊愈6例,显效15例,治疗组疗效明显优于对照组,结果提示半导体激光结合电脑中频电疗能有效治疗带状疱疹后遗神经痛。

3. 联合中医方法

中医认为疼痛多为气血疲滞而引起,"不通则痛"。中医通常采用针灸和拔罐相结合的方法,可有效缓解患者的病痛。其具体过程是先找到患者身上被病毒侵害的穴位,然后用针扎破,最后拔罐处理,将血放出,起到活血化瘀的目的。王乔新对44例患者用针刺法联合半导体激光照射,每日1次,每次15分钟,10次为一个疗程。3周后统计疗效,治愈率87.6%。曹华对患者实施穴位点刺拔罐联合半导体激光进行治疗,总有效率为95.56%。谢占国等运用针刺联合半导体激光照射治疗带状疱疹后遗神经痛,治疗2个疗程后,有效率为91.5%。乔桂芳采用电针结合半导体激光治疗带状疱疹后遗神经痛30例,有效率96.67%。

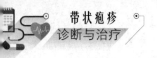

音频电疗的作用机制是什么

音频电疗治疗带状疱疹的原理主要是由于音频电波冲动刺激大脑神经中枢,使大脑皮质产生保护调节,促进神经功能障碍的恢复,此法还具有消炎、消肿、镇痛、改善血液循环等作用。

音频电疗的治疗方法如何

使用音频电疗仪,频率 2 000 赫兹。衬垫面积(10 厘米×15 厘米)2 块置于患处,对置或并置。电流量 10～60 毫安,治疗20 分钟/次,1 次/天,14 次为一个疗程。

音频电疗在治疗带状疱疹过程中如何应用

1. 联合药物

有研究比较了音频电疗配合口服阿昔洛韦与单用阿昔洛韦的临床疗效,治疗 10 天后,治疗组有效率 93％高于对照组 68％,提示音频电疗配合阿昔洛韦应用起效快,疗程短,疗效高。还有研究采用音频电疗配合抗病毒药物治疗带状疱疹,不仅有显著的消炎、镇痛效果,又使药物渗透到神经组织周围起到相互协同作用,缩短了病程1～2周,是临床治疗带状疱疹的有效方法。

2. 联合物理治疗

研究发现紫外线与音频电疗联合治疗带状疱疹总有效率分别为75%。治疗方法:在常规用药的基础上加用102-64型立地式紫外线灯,灯管为GGV-500型石英高压汞灯,距离50厘米。照射面积:根据疱疹面积而定,但周边应扩大3厘米,分区照射。剂量:紫外线红斑量,首次三四个生物剂量(MED),根据红斑反应每日递增一两个MED,1次/天,14次为一个疗程。音频电:使用YL-3型音频电疗仪,频率200赫兹。衬垫面积(10厘米×15厘米)2块置于患处,对置或并置。电流量10～60毫安,治疗20分钟/次,1次/天,14次为一个疗程。

3. 联合中药

有研究用川乌、草乌研粉陈醋调匀外敷疼痛部位(外敷厚度0.5～1毫米),将音频电疗仪2个电极放置在疼痛分布区域的神经两端,电流调至患者可忍受的程度,每次30分钟,1次/天,10次为一个疗程。治疗有效率达92.5%。

超短波的作用机制是什么

超短波治疗的机理有以下几点:(1)血管的活性得到加强,血管更加富有弹性,抗氧化能力变强,加速自由基的清理;(2)根据温度抑制原理,温度越高越能对神经进行麻痹,降低人体的感受,缓解痉挛的传递,起到止痛的效果;(3)在电磁场的作用下,

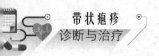
细菌不容易进行繁殖,从而达到间接抑菌;(4)通过提高内皮系统的机能,加快白细胞的繁殖,加强自身免疫能力,进而消灭病毒;(5)超短波可以调节相关范围的神经和器官的功能。

超短波治疗方法如何

超短波机治疗,波长 7.37 米,频率 40.68 兆赫。治疗小范围病灶用对置法,较大范围则沿神经走向并置法,微热量,15 分钟/次,1 次/天。

在带状疱疹治疗过程中如何应用超短波

1. 联合药物

有研究将 68 例带状疱疹后遗神经痛患者随机分为 2 组各 34 例,对照组单用普瑞巴林治疗,观察组在对照组的基础上联合超短波治疗,观察两组疗效及不良反应。结果显示联合组有效率 97.1% 显著高于对照组 88.2%,两组间不良反应发生率均较低。应用普瑞巴林联合超短波治疗带状疱疹后遗神经痛较单纯应用普瑞巴林疗效显著,安全性高。治疗方法:普瑞巴林胶囊口服,每次 75 毫克,每日 2 次。达佳 DL-C-C 型超短波治疗机,选择功率 200 瓦,频率 40.68 兆赫,波长 6 米,1 次/天,20 分钟/次,每周 5 次,共 3 周。

2. 联合物理治疗

研究选取 60 例带状疱疹后遗神经痛患者分为 2 组,所有患者均给予常规药物治疗,治疗组在此基础上加用超短波、高压氧治疗。超短波和高压氧治疗均每日 1 次,20 次为一个疗程。结果表明治疗后,治疗组总有效率 93.3% 高于对照组 46.7%。这说明超短波联合高压氧治疗带状疱疹后遗神经痛疗效显著,能明显缓解患者疼痛。超短波联合紫外线治疗带状疱疹患者,也取得了满意的疗效。

音频联合超短波治疗带状疱疹取得满意疗效。具体使用方法:使用音频电疗机,频率 200 兆赫,功率 15～30 毫安,电极由长条状铅片外包两层湿纱布,置于患部,每次 15～20 分钟,1 次/天,10～15 次为一个疗程。使用超短波治疗机,工作波长 6 米,频率 40.68 兆赫,功率 200 瓦,将 2 只 10 厘米×15 厘米电极对置于患部且患部介于两电极之间。将输出调节选择由"关"旋到"预热" 3 分钟后,旋到治疗档,每次 15～20 分钟,1 次/天,10～15 次为一个疗程。

3. 联合中药

研究表明复元活血汤(柴胡、天花粉、当归、桃仁、红花、地龙、大黄、延胡索、甘草)加减联合超短波治疗带状疱疹后遗神经痛总有效率高达 93.33%,止痛效果好,无毒副作用。超短波治疗采用超短波治疗仪,功率 30 瓦,频率 40.68 兆赫,患者仰卧位或坐位,以圆形或板状电机置于相应神经节区位置,微热量,每次 12～15 分钟,每日 1 次。

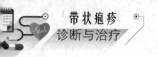

氦氖激光的作用机制是什么

　　大量临床试验已证实,目前氦氖激光凭借其特殊的生物学特性,已被广泛应用于带状疱疹相关性疼痛和带状疱疹后遗神经痛的治疗,而且疗效显著。其治疗带状疱疹的机制主要有以下几点。(1)生物学刺激作用:激光能增加皮肤核糖核酸和糖原的含量,促进血管扩张加速血流,改善皮肤血液循环,改善细胞膜的通透性,提高酶活性,加速组织代谢和蛋白质合成,促进成纤维细胞和上皮组织增生,加快皮损愈合。(2)抗炎消肿作用:激光可加强巨噬细胞的吞噬作用抑制中性粒细胞移动,增加溶菌酶和淋巴因子,促进炎症吸收,从而增强抗炎消肿的作用。(3)镇痛作用:氦氖激光照射能降低末梢神经的兴奋性,提高组织痛阈,使炎性组织的5-羟色胺等活性物质含量降低,而减轻疼痛,缩短病程,降低带状疱疹后遗神经痛的发生率。余学红学者考虑,40岁以下和80岁以上的年龄段比较这一作用不明显,可能因为40岁以下的患者本身疼痛症状比较轻,药物治疗也能使其在短期内止痛;相反80岁以上的患者对疼痛很敏感,容易产生后遗神经痛,这类患者往往需要更多综合治疗措施。(4)细胞免疫功能:氦氖激光除了可以激发吞噬细胞发挥强大的免疫吞噬功能,还有试验表明低能量的激光增加了淋巴细胞转化率,提高血中免疫蛋白和补体含量,提高免疫力。氦氖激光的穴位照射疗效优于非穴位照射。穴位照射产生的治疗效果类似于针刺对机体功能的调节作用,并可以使带状疱疹血液中降

低的 $CD4^+/CD8^+$ 比值升高，T 细胞亚群的数量趋于正常。因此临床常采用穴位照射和非穴位照射联合使用。

综上所述，氦氖激光治疗带状疱疹疼痛及后遗神经痛，具有抗炎、消肿止痛、加速血液循环、提高机体免疫力的功效，缩短治疗病程，明显缓解疼痛症状，是安全、简便、有效的。但需注意氦氖激光引起的生物效应具有累积作用，低剂量引起兴奋效应，疗程过长或大剂量照射则会导致抑制，甚至引起皮肤棘层增厚，细胞浸润和血管损伤等。另外，低剂量氦氖激光不仅可以引起局部效应，还可以通过下丘脑—垂体—肾上腺素系统引起全身反应。对外周血液中性粒细胞数量低于正常者的带状疱疹患者不主张用激光照射。

氦氖激光治疗方法如何

氦氖激光治疗仪，采用 30 毫伏、632.8 纳米的激光波长对发生皮损部位进行垂直照射，光源与被照射部位保持 30 厘米以内的距离，每个部位照射 20 分钟，每日进行 1 次照射，连续治疗 14 天。

在带状疱疹治疗过程中如何应用氦氖激光

1. 联合药物

氦氖激光联合伐昔洛韦、加巴喷丁治疗带状疱疹，对于带状疱疹患者具有较好的止痛作用，可改善患者的淋巴细胞水平，有

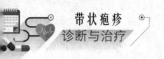
效降低后遗神经痛发生率,疗效显著。治疗方法:伐昔洛韦,温水送服,2次/天,每次服0.3克,连续用药14天;加巴喷丁胶囊,餐后30分钟口服,第1天服用0.3克,第2、3天,0.6克/天,分2次服用,自第4天起0.9克/天,分3次服用,连续用药14天;氦氖激光治疗仪,采用30毫伏、632.8纳米的激光波长对发生皮损部位进行垂直照射,光源与被照射部位保持30厘米以内的距离,每个部位照射20分钟,每日进行1次照射,连续治疗14天。

还有研究采用泛昔洛韦口服,250毫克/次,3次/天,联合氦氖激光治疗:采用波长为632.8纳米的激光照射病变部位,设置输出功率为75兆瓦以上,每次照射时间以15分钟为宜,1次/天。1周为一个疗程,连续治疗2个疗程,获得满意疗效,安全性高。

3%硼酸溶液湿敷联合氦氖激光照射辅助治疗重症带状疱疹,可减轻患者痛苦、缩短病程、减少后遗神经痛。治疗方法:阿昔洛韦0.25克,8小时1次静脉输注抗病毒治疗,皮肤损害明显好转后改为口服伐昔洛韦分散片,0.3克,每日2次。疼痛影响睡眠时,予安神止痛治疗。配合以下处理:皮肤损害渗液多时,予生理盐水棉球清洗后再予3%硼酸溶液湿敷,湿敷敷料一般为4层~6层纱布,湿敷时间20~30分钟,并保持一定的湿度,湿敷后采用氦氖激光治疗仪照射皮肤损害局部组织。氦氖激光波长为632.8纳米,功率为30毫伏。激光光束垂直照射皮肤损害部位,光源与被照射部位的距离为50厘米,每日1次,每次15分钟,至皮肤损害干燥结痂后停止湿敷及氦氖激光照射。

2.联合物理治疗

氦氖激光联合TDP(散热设计功耗)照射治疗眼部带状疱

疹,治愈率为91％,能明显缩短眼部带状疱疹的治疗时间,缩短病程,减少并发症的发生率,缓解疼痛,对眼部带状疱疹的治愈率无明显影响。氦氖激光联合TDP照射治疗方法:患者取仰卧位,采用LJL40-HA氦氖激光多功能治疗机,输出最大功率50 mW,发射波长632.8纳米,电源电压:220伏±10％,频率:50赫兹±2％,光圈调整为病灶大小,持续照射15分钟,1次/天,7天为一个疗程。用TDP治疗仪,垂直照射于病损伤,距离30～50厘米,以局部温热舒适为宜,30分钟/次,12次为一疗程,治疗1～2周。

3. 联合中医治疗

研究结果显示,龙胆泻肝胶囊联合氦氖激光治疗带状疱疹106例临床疗效显著,总有效率达96.23％,可改善患者外周T淋巴细胞亚群,降低血清PGE2水平,减轻炎症反应。治疗方法:龙胆泻肝胶囊口服,4粒/次,每日3次。XH-He-Ne-30激光治疗仪,功率为30兆瓦,波长为632.8纳米,照射皮疹部位,每日1次,每次15分钟。

临床研究显示,氦氖激光配合刺络拔罐法治疗带状疱疹也可获得满意疗效。首先进行梅花针叩刺:病灶部及周围皮肤常规消毒后,用梅花针沿带状疱疹发展方向用轻叩法由外及内叩打病变区,直到皮肤发红,并有少量渗血,最后把疱疹叩破。用消毒干棉球将病变部擦净。然后拔火罐:叩打完毕,在疱疹集簇地用闪火法拔火罐,留罐5～10分钟,拔出少量紫黑色血液。再用氦氖激光照射:起罐后,采用氦氖激光输出功率＞75毫伏,光斑直径为20厘米,照射距离为30厘米,针对每部位的照射时间是15分钟,照射1次/天,合计10天为一个疗程。

特殊人群带状疱疹治疗注意事项

孕妇得了带状疱疹如何治疗

由于缺乏对妊娠期使用抗病毒药物安全性的系统评估数据,孕妇用药前应谨慎评估利弊。

对妊娠期带状疱疹患者在缺乏并发症风险的情况下,不建议使用抗病毒药物。一项大样本回顾分析对照研究中,妊娠期应用阿昔洛韦,并未增加胎儿出生缺陷风险,伐昔洛韦和泛昔洛韦在妊娠期的应用观察病例较少,尚无有效结论。因此,妊娠期带状疱疹患者在出现可能复杂病情的风险因素情况下,建议使用阿昔洛韦。

儿童带状疱疹如何治疗

儿童带状疱疹多发于免疫功能异常的人,幼儿期(尤其是1岁以内)发生过水痘或曾在母体内有过宫内感染的儿童也易发生。如无并发症的风险,儿童带状疱疹不建议使用抗病毒药物。若存在复杂病情的风险因素,如头面部中到重度疼痛、有出血或坏死性皮损、累及一个以上神经皮节、播散性带状疱疹、累及黏膜、免疫功能不全、合并有严重的其他皮肤病(例如特应性皮炎）、长期使用水杨酸或糖皮质激素治疗时,建议使用抗病毒药物。对于儿童带状疱疹的治疗,要明确患儿是否存在免疫缺陷。有研究表明,免疫缺陷儿童发生带状疱疹的早期,使用阿昔洛韦治疗可显著减轻病毒在内脏的播散,并降低患儿的病死率。

肾功能障碍患者带状疱疹如何治疗

对于伴有肾功能损害的带状疱疹患者,抗病毒药物可选择口服溴夫定。溴夫定相对于其他抗病毒药物较少依赖肾脏排泄,无需对剂量做出调整。急性或慢性肾功能不全者不宜选用阿昔洛韦静脉滴注,因滴速过快可引起肾功能衰竭。口服阿昔洛韦、伐昔洛韦、泛昔洛韦时,剂量应按患者具体肾功能状态相应下调,并在治疗过程中对肾功能进行检查。

眼部带状疱疹患者如何治疗

眼部带状疱疹的治疗方案,特别是眼科情况的评估应充分参考眼科医生的意见。眼部带状疱疹患者应足量、早期进行抗病毒治疗。急性视网膜坏死作为眼部带状疱疹患者的严重并发症,发展迅速,并可能传播到对侧眼,需要立即治疗。建议静脉用药并持续口服 3～4 个月的抗病毒药物,以防止对侧眼睛受累,同时建议带状疱疹相关急性视网膜坏死患者在抗病毒治疗基础

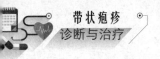

上，局部和系统使用糖皮质激素辅助抗感染治疗，泼尼松龙剂量0.5~1.0毫克/千克/天，疗程7~10天。

耳带状疱疹患者如何治疗

对累及面部神经出现拉姆齐·亨特综合征或者伴有严重疼痛和颅神经麻痹的耳部带状疱疹患者，其治疗方案应与耳鼻喉科医生联合决定。联合应用抗病毒药物与糖皮质激素可控制病毒性面神经炎症，并有助于后期恢复面部神经功能。对伴有严重疼痛和颅神经麻痹的耳带状疱疹患者，完成常规疗程后，可继续口服抗病毒药物1~2周。

难治性带状疱疹患者如何治疗

在药物治疗10~21天还没有疗效的情况下，特别是当患者出现疣状水痘-带状疱疹病毒感染症状时，需考虑病毒对阿昔洛韦临床耐药，需要应用替代药物治疗，例如溴夫定或泛昔洛韦。

内脏带状疱疹患者如何治疗

带状疱疹内脏播散多见于免疫力低下的患者，个别患者内脏表现早于皮肤损害时,易误诊,且致死率极高(55％)。一旦疑诊为内脏带状疱疹,应立即静脉滴注阿昔洛韦抗病毒治疗。

HIV 感染者带状疱疹如何治疗

治疗的关键是减少带状疱疹皮肤、内脏播散,应尽早抗病毒治疗,严重者每 8 小时静脉滴注阿昔洛韦 10 毫克/千克;对于阿昔洛韦治疗抵抗的患者,推荐静脉滴注膦甲酸钠,此类患者一般不用糖皮质激素。

糖皮质激素治疗带状疱疹的机制是什么

糖皮质激素具有强烈的抗炎作用,可以有效改善炎症因子如白细胞介素 IL-6 和 IL-10 的水平,减少神经损伤,促进水疱的消退,并改善神经疼痛。

糖皮质激素治疗带状疱疹有什么利弊

目前糖皮质激素在带状疱疹治疗中的应用尚存在争议。虽然有一些临床研究结果显示,糖皮质激素可以缓解急性期疼痛,但至今尚缺乏充足的高质量证据证明糖皮质激素治疗带状疱疹

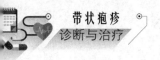

的确切疗效。一项随机对照临床研究结果显示,在急性期,泼尼松与阿昔洛韦联合使用可以加速皮疹愈合,减轻中度至重度疼痛,但不能减轻轻度疼痛。另一项随机对照临床研究了50岁及以上受试者,发现阿昔洛韦和泼尼松联合治疗可以显著减轻急性疼痛。但也有部分学者不主张使用糖皮质激素,因为糖皮质激素会引起免疫抑制,从而增加甚至加重带状疱疹患者的感染。

什么情况下可以使用糖皮质激素

虽然有观点认为糖皮质激素使用会加重带状疱疹。但是根据多数学者的临床经验,在一些情况下糖皮质激素是可以用于治疗带状疱疹的。Harpaz(哈帕兹)等研究提示,免疫抑制发生与否与糖皮质激素的使用剂量和作用时间有关,使用低至中剂量短效糖皮质激素不会导致免疫抑制。研究显示,中剂量泼尼松(25毫克/天)缓解疼痛时间、疱疹消退时间、结痂时间均较高剂量(40毫克/天)和低剂量(15毫克/天)短。治疗2周后,泼尼松剂量越高,VAS疼痛评分越低。安全性比较,高剂量组轻度水肿发生率最高,而低剂量和中剂量组无轻度水肿。所以,综合考虑,推荐使用中剂量泼尼松,具有与高剂量相当的短期疗效,且安全性高。有经验的医生主张对于50岁及以上且出现中度至重度疼痛的带状疱疹患者,临床应考虑在抗病毒治疗中增加10～14天口服泼尼松逐渐减量的疗程。

此外,对于特殊类型带状疱疹,如眼带状疱疹伴有急性视网膜坏死患者,耳带状疱疹累及面神经出现拉姆齐·亨特综合征的患者,或者伴有严重疼痛和颅神经麻痹的患者也可以系统使用糖皮质激素辅助治疗。使用时,需警惕糖皮质激素可能带来的大量不良反应。对于糖皮质激素治疗相对禁忌证,如糖尿病、骨质疏松或胃炎患者,则不应使用。

带状疱疹的疗效如何评估

欧洲关于带状疱疹的共识指出,带状疱疹的治疗目标是改善患者的生活质量、皮肤症状的程度和持续时间以及急性带状疱疹相关疼痛的强度和持续时间等。由于带状疱疹后遗神经痛是带状疱疹最常见的后遗症,因此降低其发生率是主要的治疗目标。在免疫抑制或其他易感患者中,治疗目标扩展到降低伴随并发症的发生率和强度。因此,针对治疗目标,带状疱疹的疗效评估自然也是围绕治疗目标展开。疗效评估包括以下几点:(1)患者生活质量改善程度。(2)红斑、水疱程度减轻、持续时间缩短,结痂起始时间、结痂脱落时间提前。(3)急性带状疱疹相关疼痛的强度缓解,持续时间缩短。(4)带状疱疹后遗神经痛发生率减少。(5)可能并发症的发生率及强度降低。

带状疱疹患者的健康宣教

人体内会携带水痘-带状疱疹病毒吗

带状疱疹是由水痘-带状疱疹病毒感染引起的。根据血清学研究显示，超过95％的人水痘-带状疱疹病毒抗体呈阳性。这意味着，95％以上的人是带状疱疹的潜在得病者。当病毒首次进入人体，可引起水痘，也有不发水痘的情况，呈隐性感染，以后病毒潜伏在神经节内。

水痘-带状疱疹病毒通过什么途径传播

人类初次感染水痘-带状疱疹病毒，表现为水痘或者隐性感染不发病，这种情况多见于儿童。以后病毒可长期潜伏于脊髓神经后根处，当遇到抵抗力下降时，潜伏的病毒被激活、繁殖，病毒沿神经移行到皮肤引起带状疱疹的表现。因此带状疱疹不是水痘-带状疱疹病毒直接通过呼吸道传染的，而是由神经节处的病毒移行到皮肤引起的。对于未接种过水痘疫苗或者未感染过水痘的儿童，如果接触到带状疱疹患者的疱液，病毒会通过直接接触或呼吸道飞沫传染给儿童，从而发生水痘，因此对于儿童因尽量避免接触带状疱疹患者。

带状疱疹好发于什么季节

带状疱疹发病的季节没有什么特别的区别或者是明显的差异,四季都可以发病,一般来说春秋季更易发病。

如何预防带状疱疹的发生

带状疱疹主要好发于成人,它的发病率随着年龄的增长而显著上升,和人体的免疫力有直接关系。因此人们提高自身的免疫力可以预防疾病的发生。平时保持良好的生活习惯,杜绝熬夜、过度劳累等,坚持有氧运动,如跑步、骑车、散步、做操等,同时注意饮食调理。

哪些人容易得带状疱疹

1. 全身抵抗力下降的人,如老年人、久病体虚者及过度劳累者。
2. 慢性传染病患者,如上呼吸道感染的患者。
3. 恶性肿瘤患者,如白血病、癌症患者。

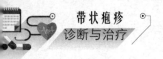
4. 免疫力低下的人,如 HIV、糖尿病、结核病、系统性红斑狼疮等疾病患者及做过器官移植的人。

5. 外伤、烧伤、放射治疗、中毒患者及某些受过精神创伤的人。

6. 长期服用类固醇皮质激素或使用某些药物,如砷剂、锑剂、免疫抑制剂者。

哪些不良习惯会增加带状疱疹发生率

人过度劳累,或者是在熬夜、不注意保暖受冷的情况下,容易使带状疱疹发病,也可能是因为服用过量抗生素等之后,导致这种病毒被唤醒。如果患者长期处于不良的生活习惯之下,那么自然会导致免疫力变得低下,水痘-带状疱疹病毒就容易被唤醒,这也是带状疱疹发生的重要病因。

长期熬夜的人是不是易得带状疱疹

是的。带状疱疹多是在熬夜或过度劳累后发生,上班族患带状疱疹的人数也在逐年增长,这和工作压力大也是分不开的。人体通常都有携带水痘-带状疱疹病毒,但并不是所有人都发病,只是当人过度劳累、熬夜、受冷,或服用过量抗生素等之后,更容易"唤醒"这种病毒。

带状疱疹发病后的高峰期是什么时候

带状疱疹病程因个体差异而长短不一,其水疱一般在 1～2 周可以干涸结痂,而神经疼痛的持续时间较长。带状疱疹发病一般先出现神经痛,3～5 天后皮肤会出现簇状水疱,进入高峰期,带状疱疹的整个发病过程要重视,及时给予治疗干预,防止带状疱疹并发症的发生。

带状疱疹发病周期有多少时间

带状疱疹属于自限性疾病,具体恢复时间需要看个人体质,通常在 2～3 周,部分自身体质较好的患者 1～2 周即可恢复,老年人一般 3～4 周恢复,并发伤口感染或某些疾病(如糖尿病等)时,会延长愈合的时间。治疗期间以抗病毒、止痛、消炎、防治并发症为主。

带状疱疹患者需要采取隔离措施吗

一般来说,带状疱疹不会传染。由于带状疱疹具有亲神经性,会对神经系统造成破坏,正常情况下,病毒可能潜伏在神经

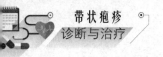

节内,特别是肋间神经,当人体抵抗力下降时,病毒就有可能繁殖并导致带状疱疹,因此,带状疱疹患者不需要采取特殊的隔离措施。但是,要尽量避免与三岁以内未接种水痘疫苗且免疫系统尚未完善的儿童接触,否则可能会引起水痘。

年轻人会得带状疱疹吗

会。带状疱疹主要见于 50 岁以上的中老年人,但是现在年轻人发病也有逐渐增多的趋势。因为带状疱疹是身体免疫力下降引起,中老年人身体免疫力本身就低下,所以感染的概率要大一些,现在年轻人因为生活习惯或生活方式不健康,身体抵抗力也会下降。

带状疱疹患者痊愈后会复发吗

一般不会。带状疱疹患者痊愈后会留有暂时的淡红色斑或色素沉着。由于水痘-带状疱疹病毒直接侵犯人体的神经细胞,因此神经痛是本病的特征之一。当带状疱疹皮损痊愈后通常神经痛仍会持续存在,这被称为带状疱疹后遗神经痛。老年人通常较为严重,但带状疱疹痊愈后可以获得较持久的免疫,一般不会再发生。

带状疱疹患者可以去哪类医院就诊

综合性医院皮肤科或皮肤病专科医院就诊。

带状疱疹需要治疗吗

需要。带状疱疹是由于水痘-带状疱疹病毒感染所引起的,好发于老年人或免疫力低下人群的疾病,皮疹主要是在红斑的基础上出现的簇集水疱。如不及时处理,会加重局部皮损,导致感染或神经痛等并发症。建议及时去综合性医院皮肤科或皮肤病专科医院进行相应的治疗。

带状疱疹的治疗目标是什么

缓解急性期疼痛、缩短皮疹持续时间、防止皮疹扩散、预防或减轻并发症。系统性的药物治疗有 3 个层面:抗病毒药物、止痛和减少并发症。早期使用抗病毒药物可有效地抑制水痘-带状疱疹病毒的复制,降低带状疱疹的严重性、降低带状疱疹的持续时间、预防带状疱疹的并发症。

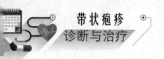

带状疱疹患者卧床休息时适合哪种体位

　　带状疱疹患者夜间可以正常休息。部分患者发生的红斑水疱病变在躯干的一侧,如果受到摩擦或者压迫等刺激,疼痛的症状可能会进一步加重,甚至影响伤口的愈合,因此休息的时候尽量选择向对侧卧位休息。

带状疱疹患者的疼痛如何处理

　　患者常常因为疼痛而产生不良情绪,影响治疗效果。要体谅患者,准确评估患者的疼痛阈值,根据三阶梯止痛原则使用止痛药物。告知患者神经愈合时间和皮肤愈合时间存在差异,使患者对于皮损愈合后依旧存在疼痛有思想准备。在疼痛发生时可以通过转移患者的注意力减轻疼痛,也可以使用药物疗法、物理疗法减轻疼痛。

带状疱疹患者可以选择哪些运动

　　带状疱疹患者免疫功能相对较弱,要注意加强休息,但也要适当运动,可以选择一些轻度有氧运动进行,如散步、慢跑、打太极拳等,但避免劳累。

带状疱疹患者服用抗病毒药物时需要注意什么

带状疱疹患者抗病毒治疗,临床上要求早期、足量、足疗程应用抗病毒类药物,这样有利于患者减轻神经痛,而且能抑制病毒复制,缩短病程。常用的抗病毒药物有阿昔洛韦、伐昔洛韦、泛昔洛韦等。要根据医嘱服药,包括用法、用量及服药时间等。不得擅自更改。如伐昔洛韦,要求饭前空腹服药,须连续服药10天。泛昔洛韦,餐前、餐后服药都可以,每天服药3次(8小时一次),须连续服药7天。用药期间要多饮水,促进排泄。注意观察药物不良反应,服药过程中如果出现恶心、呕吐或者其他胃肠道不良反应时,一定要及时就诊,和医生沟通处理。

患者服用抗病毒药物期间可以饮酒吗

不可以饮酒。服用抗病毒药物期间是不能饮酒的,因为饮酒会加重药物的胃肠道反应,也会加重患者的肝肾功能负担,特别是肾功能不佳的患者,服药后饮酒病情会加重。

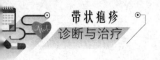
带状疱疹患者的居住环境有什么要求

居住环境直接影响人的健康,人们应根据四时气候的变化规律进行调整,如春防风,夏防暑湿,秋防燥,冬防寒。对于患者来说,适时改变居住环境,以顺应季节变化,促进机体健康。

1. 室内空气流通

室内宜定时开窗通风,保持空气新鲜。年老体弱的患者,通风时应注意保暖,避免冷风直吹,防止风寒邪入侵,而诱发疾病或加重病情。

2. 室内温湿度适宜

室内温度一般以 18 ℃～22 ℃为宜,但需根据不同病症作出适当调整,如年老体弱、阳虚证、寒证者宜居住在向阳温暖的房间,室内温度以 20 ℃～26 ℃为宜;如阴虚证、热证者宜居住在背阳凉爽的房间,室内温度以 16 ℃～20 ℃为宜。室内相对湿度一般以 50%～60%为宜,湿度过高,易使人感到胸闷、困倦;湿度过低,则使人感到口干舌燥、咽喉干痛,因此需根据患者病症、体质调整室内湿度。如湿盛、阳虚者,室内湿度宜偏低;燥证、阴虚证者,室内湿度宜偏高。

3. 室内光线适宜

室内光线宜明亮、柔和,避免阳光直射眼部。在休息时及对于热证、阴虚证、阳亢证、眼疾、癫痫者,室内光线宜暗,避免强光刺激;对于年老体弱、寒证、阳虚证者,室内光线宜充足。

带状疱疹患者在劳逸结合方面应注意什么

在日常生活中,人们需形成良好的作息习惯,并做到持之以恒。由于过度劳累或过度安逸均可致病,因此只有劳逸结合,保持适度的休息与活动,才能及时消除疲劳,恢复体力,舒筋活络,调畅气血,达到强身健体的目的。

1. 避免劳神:由于过度思虑劳神,易耗伤人的心血,损伤脾运,故应避免用脑过度、长时间的精神高度紧张,可以通过间断工作、做保健操、呼吸操、体力劳动等方法进行调节,以消除精神疲劳,恢复强劲脑力。同时还需告诫自己,"能为之则为,不能为之则不为",凡事需量力而行。

2. 避免劳力:在日常生活中,应避免久视、久立、久行,以免损伤气血、筋骨,乃至损劳肝肾。如需长时间用眼者,可每隔30～60分钟闭目养神或眺望远方;如需长久站立者,可行甩腿、踮脚、扭膝等运动,睡前温水泡脚、按摩腿部,以舒筋活络,促进下肢血液流畅,缓解肌肉紧张与疼痛;如需长久行走者,一般行走60～90分钟,休息15～20分钟,先站着调整呼吸2～3分钟,再坐下,按摩肩部、腰部、腿部等肌肉,也可以躺下,抬高腿部30°,以促进下肢血液回流。总之,体力劳动强度不应超过自身的耐受能力,以免积劳成疾或加重疾病。

3. 避免过逸:人如果过度安逸,则易致气血阻滞,脏腑功能减退,正气虚弱,抵抗力下降,易受六淫和疫疠之气等外邪的侵

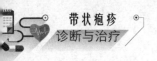

袭。因此,在日常生活中应避免久坐、久卧,根据自身情况选择适宜的活动方式,如在床上适当活动、室内活动、庭院散步、慢跑、打太极拳、练八段锦等,以促进机体的气血运行、疏通经络、提神醒脑、增强抗病能力。

带状疱疹老年患者的特点是什么

1. 通常患者年龄越大,发疹期疼痛越严重,持续时间也越长,而且部分患者皮疹消退后仍存在顽固性后遗神经痛;

2. 皮疹容易侵犯面部,在三叉神经及眼部带状疱疹所占比例最高;

3. 皮疹面积大,以大片带状分布为主,水疱易形成片状;

4. 大多数老年患者疼痛出现时间早于起疹时间;

5. 老年患者自身存在的慢性疾病较多,机体免疫功能低下,感染病毒后机体反应速度下降,造成病程时间延长,易误诊为其他疾病。

针对带状疱疹患者因疼痛引起的相关情绪反应有哪些护理措施

1. 告知患者疾病相关知识和疾病发展过程和治疗措施,消除其恐惧、疑虑情绪;

2. 采用相关的情绪评估量表,制定适合患者的心理支持方案;

3. 鼓励患者表达疼痛,了解患者身心需求,及时给予对症治疗和心理支持;

4. 患者出现不良情绪时,指导其进行深呼吸或运用暗示疗法、分散注意力或学习新事物等方法缓解紧张、焦虑的情绪,以减轻疼痛症状;

5. 头面部皮损会使患者因外貌改变而产生自卑、消极的心理,护理人员应对患者进行正确引导,使患者消除顾虑,保持积极乐观的治疗态度,缓解其悲观情绪;

6. 告知患者家属正确的陪护方式,使患者感受到来自家庭的支持,也可避免家属出现不良情绪反应。

针对带状疱疹患者的西医止痛措施有哪些

1. 冷热疗法:根据患者情况选择冷疗或热疗,完整的皮肤可以冷毛巾、冰袋或热水袋敷在患处 30 分钟,有皮损处可以使用仪器进行无接触冷疗或热疗,如使用冷疗机、TDP(散热设计功耗)灯等。

2. 光疗法:临床上常用的光疗法有红光治疗、半导体激光治疗、微波治疗、窄谱中波紫外线等。光疗能使细胞吸收光能并在局部产热,使患区血供增加,促进细胞代谢,有效缓解疼痛。一项回顾性对照研究发现,带状疱疹出疹 5 天内采用低能量氦氖激光治疗能明显减少带状疱疹后遗神经痛的发生率;臭氧联合红

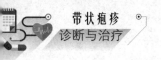

光照射可治疗或减少带状疱疹后遗神经痛的发生,在缩短病程、缓解疼痛上有显著疗效。

针对带状疱疹患者的中医止痛措施有哪些

针灸是中医治疗带状疱疹的特色疗法,具有疏经通络、开窍泻热、调理脏腑等功效,经多年临床实践证实可有效缓解疼痛、促进皮损愈合。可选用毫针刺法、火针、电针、皮肤针叩、局部围刺、刺络放血拔罐、麦粒灸、火罐疗法、艾灸、穴位注射或埋线等方法治疗。

带状疱疹患者的健康宣教重点有哪些

健康教育对患者认识本病、依从治疗、减少并发症等有重要意义。患者皮损疱液或糜烂面含有水痘-带状疱疹病毒,应尽量避免接触尚未患过水痘的儿童和其他易感者。告知患者及早就医及治疗,坚持正确的药物剂量和疗程,保持皮损部位的清洁,避免继发细菌感染,适当休息,保证足够营养。神经营养类药物对缓解神经炎症与神经痛也有一定帮助,常用药物有甲钴胺、维生素 B_1 和维生素 B_{12} 等,口服或肌内注射。

带状疱疹患者的生活起居注意点有哪些

1. 病区或居住环境保持安静(<35 分贝)、舒适,避免强烈光线干扰患者的情绪及休息;

2. 指导患者取健侧卧位,以避免因压迫皮损处引起疼痛,活动过程中动作轻柔、缓慢,避免对疱疹产生摩擦;

3. 患者保持规律作息,避免熬夜,提高自身免疫力;

4. 睡前禁止食用刺激性的食物,以免影响睡眠;

5. 使患者知晓适当运动可提升其睡眠质量,如太极、八段锦、五禽戏等。

带状疱疹患者的科学饮食

带状疱疹患者如何进行饮食护理

对于带状疱疹患者来说,饮食是比较重要的一个方面。带状疱疹患者饮食应有规律,清淡,要多吃富含蛋白质和维生素的食物。注意食物的加工方式,少食煎烤油炸食物,少量多餐,注意营养均衡摄入。不吃辛辣刺激的食物。

带状疱疹患者需要戒烟戒酒吗

带状疱疹患者禁止饮酒。因为酒刺激性强,饮用后会加重病情,所以患病后一定不要饮酒。

带状疱疹属于病毒感染,发病的原因和自身抵抗力下降有关系。抽烟会降低免疫力,所以带状疱疹患者不建议抽烟。而且抽烟以后身体部分部位的血管会发生收缩,会影响局部的血液循环,不利于伤口愈合,所以抽烟在一定程度上能够影响带状疱疹,因此不建议抽烟。

带状疱疹患者发病期间能喝鸡汤吗

可以的,但是要撇去油脂,喝清淡些的鸡汤。带状疱疹不建议喝荤腥滋腻、肥甘壅塞之性的汤品,这些食物易使带状疱疹患者身体的湿热毒邪内蕴不达,病情缠绵不愈。多吃富含维生素、蛋白质的食物有助于疾病的康复,如新鲜的蔬菜、水果及牛奶等。

带状疱疹患者发病期间饮食禁忌有哪些

1. 禁食辛辣温热等刺激性食品,如生葱、生蒜、牛肉、羊肉等,因为带状疱疹是一种湿热火毒蕴结所引起的病症,所以这些食物是必须禁止食用的。

2. 忌食油腻酸涩的食物,如动物的内脏、油炸食品等,注意饮食清淡。

带状疱疹患者发病期间能喝咖啡和奶茶吗

带状疱疹主要是由水痘-带状疱疹病毒感染引起的,喝咖啡和奶茶是不会加重病情的,不用担心,但是要少喝。带状疱疹发

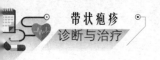
病期间饮食清淡一些为好,尽量不要吃辛辣刺激性食物。带状疱疹患者喝少量咖啡和奶茶是可以的,但是不管什么情况下咖啡和奶茶都不建议多喝,因其对中枢神经有兴奋作用,会影响睡眠,对病情康复不利。

适合带状疱疹患者的食谱有哪些

1. 鱼腥草汤

原料:鱼腥草干品 30～50 克(鲜品 300 克)。

制法:将鱼腥草洗净,入砂锅,加入适量水,上火煎汤 20 分钟,盛碗温服。每日 1 剂,分 3 次服,可连续服用 3～7 天。

功效:药理实验证明,鱼腥草可以抑制各种致病菌及病毒,还有镇痛、止血、抑制浆液分泌的效果,可以促进组织再生,对带状疱疹患者水疱溃破、止痛有良效。

2. 菱角粥

原料:粳米 100 克,菱角 500 克,红糖 100 克。

制法:将菱角煮熟去壳取肉,切碎。粳米洗净加水煮至米粒开花时,放菱角,共煮成稠粥,加红糖调味,早餐食。

功效:清热祛湿。

3. 马齿苋炒肉丝

原料:鲜马齿苋 400 克,猪瘦肉 100 克,鸡蛋 1 个,植物油、料酒、精盐、味精、蛋清、葱花、姜末各适量。

制法:取鸡蛋清放入碗内,用筷子搅打成蛋清泥糊,待用。

将鲜马齿苋拣去杂质,洗净,入沸水锅中稍焯,捞出,用冷水冲凉,码齐,切成3厘米长的段。将猪肉洗净,切成丝,放入碗内,加料酒、精盐、蛋清泥糊拌和均匀。炒锅置火上,加植物油烧至六成热时,加少许葱花、姜末煸炒出香,即投入黏浆的肉丝,熘散,烹入料酒,并加鲜汤适量,翻炒中加精盐、味精,用湿淀粉勾芡翻炒,淋入麻油即成。佐餐食。

带状疱疹患者可以吃药膳吗

带状疱疹患者身体免疫力降低,往往伴有胃口差、消化功能减弱,营养摄入不能满足机体需要。中医学认为带状疱疹患者的发病原因多数是因为风热毒邪侵袭肝经,或生活中喜欢吃肥甘炙烤的食物,湿热蕴积而成;病变后期,大多会出现气滞血瘀。根据带状疱疹的不同证型,可以结合药膳食疗,既好吃,又能促进身体功能的恢复。

脾虚湿蕴型带状疱疹患者的食疗方有哪些

脾虚湿蕴型带状疱疹患者的临床表现为红斑明显,水疱数目多,或有大疱、血痂、糜烂、渗液等,多分布于胁肋、腹部或下肢,常伴纳食减少,大便溏或溏而不爽,舌苔腻或黄腻,脉象滑数或沉缓。

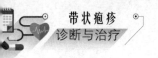

1. 竹茹桑叶茶

配方：竹茹 5 克，桑叶 6 克，炒谷芽 9 克。

制法：以上三者加水适量，共煎取汁。

功效：清热除烦，健胃消食。

用法：代茶频饮，每日 1 剂。

2. 马齿苋薏米粥

配方：薏米 30 克，马齿苋 30 克。

制法：先将薏米和马齿苋加水煮熟，再加红糖调味。

功效：清热解毒，健脾化湿。

用法：每日 1 剂，连用 7 日。

肝经郁热型带状疱疹患者的食疗方有哪些

肝经郁热型带状疱疹患者的临床表现为水疱、红斑明显，局部疼痛如火灼，多发生在胸胁部，常伴口苦咽干，口渴烦躁，食欲缺乏，舌质红，苔黄或黄腻，脉弦数。

1. 枸杞叶粥

配方：枸杞叶 30 克，粳米 50 克。

制法：把枸杞叶清洗干净与粳米一起加水熬粥。

功效：清热泻肝。

用法：早晚餐食用。

2. 柴胡青叶粥

配方：大青叶 15 克，柴胡 15 克，粳米 30 克。

制法:先把大青叶、柴胡加水 1 500 毫升,煎至约 1 000 毫升时,去渣取汁,入粳米煮粥,待粥将成时,入白糖调味。

功效:清泻肝火。

用法:早晚分食,每日 1 剂,可连服数日。

气滞血瘀型带状疱疹患者的食疗方有哪些

气滞血瘀型带状疱疹患者的临床表现为红斑、水疱大多消退或干涸结痂脱落,但疼痛仍然不止,以致影响睡眠,精神不佳,舌质紫暗,苔白,脉弦。

1. 当归佛手柑

配方:佛手柑鲜果 30 克,当归 6 克,米酒 30 克。

制法:以上三物一同入锅内,加水适量,煎煮。

功效:疏肝理气,养血活血。

用法:每日 1 剂,可连用数日。

2. 茉莉花糖水

配方:茉莉花 5 克,红糖适量。

制法:茉莉花与红糖放锅内,加清水适量,煮至水沸,去渣。

功效:理气活血,解郁止痛。

用法:代茶频饮。

3. 柴归陈皮蛋

配方:柴胡 15 克,当归 9 克,陈皮 9 克,鸡蛋 1 个。

制法:以上四味加水适量,一同煮至蛋熟。

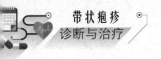
功效:行气活血,健脾和胃。

用法:吃蛋饮汤,每日1剂,连用7日。

带状疱疹患者的饮食护理基本原则是什么

1. 饮食有节

饮食要适度、有节制、有规律,做到定量、定时,避免暴饮暴食,以免伤及肠胃,影响健康。

2. 均衡膳食

由于各种食物的性味、功效及所含的营养各不相同,因此需合理搭配,才能使人体得到均衡的营养,有益于健康。饮食宜清淡、易消化、粗细、荤素搭配,比例恰当,五味和谐,寒热调和,不可偏嗜。另外,三餐食量需安排合理(3∶4∶3),忌食肥甘厚味的食物,尽可能做到色香味俱全,以增进食欲,利于各类营养物质的吸收,从而达到机体气血阴阳的平衡。

(1) 注意卫生:宜进食新鲜、清洁的熟食,忌食生冷、不洁食物,饭前应洗手,进食环境宜清洁卫生,防止病从口入。

(2) 良好习惯:人们应养成良好的进食习惯,如进食时应保持愉悦的心情,做到细嚼慢咽、专注进食,避免一边思虑或做事一边进食,以免影响食欲及消化吸收。食后应养成漱口的习惯,以保持口腔清洁卫生;食后可在腹部进行顺时针方向按摩,手法不宜重,可连续二三十次;此外,食后不宜立即卧床休息,宜养成散步的良好习惯,以利于食物的消化吸收。

带状疱疹患者的皮肤护理

带状疱疹患者皮损处如何护理

1. 保持皮损处皮肤清洁干燥,尽量保持水疱的完整性。对于较小的水疱可令其自行吸收;对于直径＞2毫米的水疱,尽量在无菌操作下抽取疱液,并保留疱壁。

2. 对于水疱完整未破溃或者已经结痂的患者,尽量每天洗一次澡,洗澡时用温水冲洗患处,干净毛巾吸干,避免摩擦;如果水疱已经破溃或者糜烂,则不宜洗澡,可以用生理盐水或者复方黄柏液湿敷,促进愈合。如果破溃糜烂处有较多的分泌物或药物残渣,还是要清洗干净的。

3. 严格执行无菌操作,防治皮损处感染。

头面部带状疱疹患者的皮肤如何护理

1. 若头皮处出现疱疹,应及时剔除头发,充分暴露患处,以保持患处皮肤干燥清洁,避免感染。

2. 疱疹未破溃,应用喷昔洛韦软膏3～4次/天涂抹,达到抗炎和镇痛的目的。

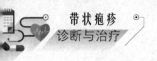
3. 皮肤有水疱时,对于较小的水疱可以自行吸收;对于直径＞2毫米的水疱,尽量在无菌操作下抽取疱液,并保留疱壁。

4. 水疱破裂后,先以生理盐水清洗患处,也可以用生理盐水或者复方黄柏液湿敷,促进皮损愈合,并涂抹软膏预防感染,同时要注意观察有无脑膜刺激征等颅内感染症状出现。

发生在眼部的带状疱疹应该如何护理

做好眼部护理,嘱患者不宜终日紧闭双眼,应活动眼球;分泌物多时可用生理盐水冲洗眼部,一日2次,如有角膜溃疡禁止冲洗,可用棉签擦除分泌物,每日2～3次,防止眼睑粘连;眼睑不能闭合者睡前用金霉素眼膏封眼。

发生在耳部的带状疱疹应该如何护理

将患者安排在安静的房间,减少声音刺激。保持外耳道清洁,减少渗出。注意观察是否有眼角下垂、唇沟变浅、口角歪斜、抬头纹变浅等症状,及时观察有无面瘫发生。

带状疱疹患者局部皮损的中医护理措施有哪些

中医护理以促进皮损收敛、消炎为主要目的,包括:1.疱疹早期,水疱渗液较多、皮疹周围炎性红肿时,中药熏蒸疗法有收敛、消炎、止痛、减少渗液的作用;2.中药外敷可加快患处对药物的吸收,以增强局部微循环,促进纤维素渗出保护创面;3.头皮处有皮损需湿敷时最好剪除局部头发,以便于观察并使纱布紧密接触头皮,湿敷过程严格遵循无菌操作。

得了带状疱疹可以洗澡吗

可以洗澡。得了带状疱疹是可以洗澡的,洗澡时注意水温保持 39 ℃~41 ℃,避免使用沐浴露、肥皂等物品,清水洗净后拭干。但如果皮肤有溃疡,或在抽吸水疱后 2~3 天内,则尽量不要洗澡,以免皮肤感染。

带状疱疹水疱要不要弄破

带状疱疹水疱不能自行挑破,否则容易引起感染。根据水疱大小判断是否需要抽吸。对于直径≥2 毫米的水疱,提倡局部用安尔碘消毒后,用一次性用无菌注射器抽吸疱液,尽量保持疱壁的完整性,防止感染;而对于直径在 2 毫米以下的水疱,可以令其自行吸收。如果需要抽吸水疱,应该去医院在无菌操作下进行。

带状疱疹患者痊愈后会留疤痕吗

多数带状疱疹患者在积极进行治疗后不会留下疤,但也有些少数患者会在愈后留下疤痕或色素沉着,这时候也不要太过于担心,一般情况下这种疤痕会在 6 个月至 1 年自行消退的,由于每个人的体质和自愈能力不一样,因此疤痕具体消退的时间是不能一概而论的。

带状疱疹皮损恢复后皮肤屏障需要修复吗

皮肤作为机体对外界环境的第一道防线,具有保护机体免受各种物理、化学及微生物等因素侵袭的作用,皮肤屏障功能在维持机体内环境的稳定、抵御外环境的有害入侵有重要的生理意义,而带状疱疹红斑、水疱的发生,造成不同程度皮肤屏障功能受损,导致皮肤对外界刺激的抵御能力降低,会导致干燥、脱屑和瘙痒等症状发生,因此带状疱疹皮损恢复后要注意皮肤屏障的修复。

皮肤屏障如何修复

1. 皮肤屏障功能主要指以角质层结构为主的物理屏障,其中还与表皮的各种蛋白质、脂质、水、无机盐及各种代谢产物密切相关,这些物质的产生和代谢异常都会影响皮肤的屏障功能,不同程度地参与皮肤病的病理生理过程中。

2. 保湿是修复皮肤屏障最为关键的措施。涂抹保湿霜既可以滋润皮肤,又可以修复皮肤屏障,防止水分及营养物质丢失的同时,还能有效抵挡外来物质。不仅如此,保湿对于各种皮肤疾病的恢复治疗都有一定的帮助。具体在选择保湿霜上,只要通过正规渠道购买适合自身皮肤肤质的保湿霜即可。在涂抹护肤品时的手法也有一定的讲究,应轻柔涂抹。

3. 采取有效的防晒措施。要做好防晒措施,如戴帽、撑伞等,减少对皮肤的影响。同时可以选用一些合适的防晒霜,出门建议使用防晒霜,一般使用 SPF15、PA^{++} 左右的防晒霜就够了。如果要进行长时间的室外活动,可以选择防晒指数高一些的防晒产品,比如 SPF30、SPF50 等。

带状疱疹患者常用的外用药物有哪些

带状疱疹患者常用外用药有:

1. 溶液:复方黄柏溶液、三黄洗剂、0.1％依沙吖啶溶液等;

2. 洗剂:炉甘石洗剂、复方炉甘石洗剂等;

3. 乳膏:复方多粘菌素 B 软膏、六神凝胶等;

4. 中药散剂:青黛、黄柏、滑石、煅石膏制成的粉剂;

5. 中药洗剂:赤芍、三棱、莪术等熬制成中药外洗剂;

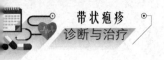
6. 其他外用药:利多卡因凝胶贴、伤科灵喷雾剂等。

溶液类外用药的用法及注意事项是什么

常用的溶液有复方黄柏溶液、三黄洗剂、0.1％依沙吖啶溶液等。这些溶液大多是用来湿敷的。湿敷的主要目的是通过纱布的虹吸作用,将创面上的渗液,全部吸收,再加上不断冷敷,使皮下扩张的毛细管收缩,新的渗液减少,达到创面清洁的目的。

正确的湿敷方法是:选择比创面略大的消毒纱布4～6层(普通消毒口罩也可代用),浸透上述湿敷溶液,略拧干,以不滴水为度,放在创面上,根据创面渗液情况,平均每隔15分钟到30分钟更换一次纱布,要保持纱布清洁和潮湿。

洗剂类外用药的用法及注意事项是什么

所谓洗剂就是水和粉的混合制剂,平时水在上层,粉剂沉淀在瓶底。常用的洗剂是炉甘石洗剂。使用时必须注意先摇均匀,后用毛笔或棉签涂用。洗剂除有消炎、杀菌、止痒作用外,还有蒸发水分,降低皮肤温度,收敛红斑水疱的作用。所以涂用洗剂的时候每天可以多次涂抹,这样才能使局部温度不断降低。在毛发部位,由于可能和毛发粘在一起,因此不宜应用。

乳膏类外用药使用时的注意事项及用量是什么

乳膏类外用药只需薄薄涂抹一层就可以了。外用皮肤药，只要局部达到一定浓度，就能起到治疗的效果。

外用药的用量可以根据指尖单位来衡量。一个指尖单位是从标准包装软膏(管径5 mm)挤到成人一个指尖的外用药剂量。一个指尖是指从指尖到第一个指间关节的长度，挤出的软膏大约为0.5克软膏，可以涂满两只手掌大小的面积。

涂抹两种以上药物时要注意先后顺序吗

涂抹两种以上药物，间隔15～30分钟。霜剂、乳剂或软膏等交叉使用时不需要清洗皮肤。一般粉剂、洗剂交叉使用期间可用温水冲洗。如用糊剂等制剂，可用植物油或液状石蜡油浸泡后清除，注意不可用肥皂洗涤及强行剥离。

外用药使用时用药次数有要求吗

有。药水和洗剂容易挥发而降低疗效，用药次数相对要多一些，一般每3小时擦1次；软膏作用持久，每天早晚各用1次即可。

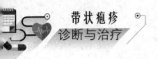

中药散剂(青黛散)的用法及注意事项是什么

把青黛、黄柏、冰片、滑石粉等成分混合制成粉剂,密封保存。使用时用蒸馏水调成糊状,外敷于皮损处,外面消毒纱布覆盖,保鲜膜封闭,敷 3 个小时后去除。外用青黛散的渗透作用比乳膏强,且在发挥清热止痛作用的同时可促进疱疹干涸结痂,使对外环境抵抗力较弱的疱疹病毒在较短时间内失去活性。

其他外用制剂的使用方法及注意事项是什么

1. 利多卡因凝胶贴:主要成分为利多卡因,可用于缓解带状疱疹后遗神经痛。使用时注意只能贴于无破损皮肤上,覆盖疼痛最严重的区域。单次同时最多能贴 3 贴,24 小时内累计贴敷时间不超过 12 个小时。患者可根据疼痛部位面积,在除去塑料覆膜前用剪刀将本品剪成小块使用。使用时若产生刺激或灼烧感无法耐受,可以移去药物直到刺激感消退后再重新使用。避免在利多卡因凝胶膏上方放置外部热源,如热水袋,这有可能提高血药浓度。应该避免眼部接触本品。若眼部接触到本品,应立即使用大量清水或生理盐水冲洗,以保护眼睛,直至感觉恢复。使用前后必须洗手,贴敷时尽量不要贴在毛发多的地方。使用时避免游泳、洗澡等接触水的活动。

2. 伤科灵喷雾剂:具有清热凉血,活血化瘀,消肿止痛的作用。使用时将喷头对准患处距15～20厘米,连续按压喷头顶部,使药液均匀喷至患处。对软组织损伤所致皮肤瘀血、肿胀、疼痛等症,可直接喷于患处或将药液喷于药棉上,用药棉贴于患处,每日喷2～6次。如有水疱,将其刺破,疱皮不需剥落。止痛后,每日用药2～6次(视其轻重,每日也可多喷数次)至痂皮脱落痊愈。使用时注意忌食生冷、油腻食物。切勿接触眼睛、口腔等黏膜处。禁止在皮肤破溃处使用。切勿置本品于近火及高温处并严禁剧烈碰撞,使用时勿近明火。

用药护理需要注意哪些方面

1. 止痛治疗:遵医嘱予以吲哚美辛、布洛芬、加巴喷丁等口服止痛,观察患者有无胃肠道反应,定时监测患者血常规、肝功能变化。

2. 局部皮疹治疗:炉甘石洗剂用于红斑、水疱处,复方多粘菌素B软膏用于糜烂、破溃处,金霉素眼膏用于皮疹结痂处。每次涂药前应用生理盐水棉球将残余药膏擦净,并观察局部皮肤有无过敏反应。

3. 眼部用药:遵医嘱予以阿昔洛韦滴眼液滴眼以抗病毒,予阿托品滴眼液以防止角膜粘连。滴眼药水前应清洗双手,观察患者有无眼部不适主诉。

4. 抗病毒治疗:遵医嘱予阿昔洛韦口服或静滴,观察患者有

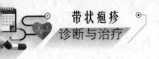
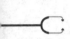

无药物过敏反应。

三叉神经眼支配区域的带状疱疹的
临床表现及护理如何

1. 临床表现为：单侧面的额部、头皮红斑水疱，眼周有明显肿胀，结膜潮红充血，在结膜乃至角膜上出现水疱，可发生溃疡性角膜炎，愈后形成角膜薄翳而影响视力，严重时可致失明。

2. 眼部带状疱疹是比较严重的类型。一旦发生要及时治疗。及早使用抗病毒眼药水滴眼，常用的是阿昔洛韦眼药水，滴眼药前先将手洗干净，检查药液是否过期、沉淀、变色、异味。若发现变质，则不可使用。在点眼药水之前，应用消毒棉签擦净患眼的分泌物，如果分泌物较多，可以先用生理盐水清洗眼部，除去分泌物后在使用眼药水，以提高疗效。每2小时滴眼一次。全过程严格执行无菌操作以免对眼部造成感染，动作轻、稳、准，避免产生反射性闭眼。

3. 滴眼药水的方法：取坐位或仰卧位，头稍向后仰；用左手拇指和食指轻轻分开上下眼睑，眼睛向上看；右手持眼药水，将药液滴入眼睑1～2滴后；再将上眼睑轻轻提起，使药液充分分布于结膜囊内；闭眼1～2分钟，切勿用力闭眼，以防将药液挤出。

4. 密切观察患者病情变化，一旦出现眼部针刺性疼痛、怕光、流泪、睫状体充血等状况，及时采取应对措施，避免眼球受压，着重观察患者视力有无下降。

5. 避免强光对眼部刺激，可适时佩戴太阳眼镜。

耳部带状疱疹的临床表现及护理如何

1. 临床表现:系病毒侵犯面神经及听神经所致,表现为外耳道或鼓膜疱疹。膝状神经节受累同时侵犯面神经的运动和感觉神经纤维时,可出现面瘫、耳痛及外耳道疱疹三联征,称为拉姆齐·亨特综合征。

2. 护理:早期在足量使用抗病毒药物的基础上,密切观察患者是否有耳朵疼痛,检查患者耳郭是否有水疱,两边脸型是否对称,患者是否有面瘫、耳鸣、耳聋听觉症状。

3. 监测患者病情变化,一旦发生头痛和(或)耳痛及时处理,并预防患者发生跌倒。

4. 出现面瘫且眼睑不可闭合者,可外涂眼膏,如金霉素眼药膏,生理盐水纱布覆盖保护角膜。

5. 疱疹痊愈后,嘱患者尽早进行面部肌肉锻炼(噘嘴、鼓腮、拍脸、咀嚼等动作);可辅以肌肉按摩、红外线、针灸等加快面部功能恢复。

胃肠道、泌尿道带状疱疹的临床表现及护理如何

1. 临床表现:皮疹特点为潮红斑的基础上出现群集的丘疹、

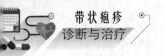
水疱,粟粒至绿豆大小,疱液清亮,严重时可呈血性,或坏死溃疡。皮疹单侧分布呈带状。皮疹初起为皮肤发红,随后出现簇集成群的绿豆大小丘疹,1～2天后迅速演变成水疱,水疱沿神经近端发展排列呈带状,数天后,疱壁松弛,疱液浑浊,而后逐渐吸收。重者病程可延长至1个月以上。该病的主要特点就是剧烈的顽固性疼痛,带状疱疹皮损消除后疼痛仍持续,有30％～50％的中老年患者于损害消退后有遗留顽固性神经痛,常持续数月或更久。

2. 治疗护理:注意保持皮肤的清洁,有水疱时按照水疱大小判断是否需要抽吸。穿宽松的棉质衣裤,避免穿紧身衣裤,保持会阴部清洁。根据医生的医嘱及时给予抗病毒、营养神经、止痛治疗,使用疼痛评分尺,每天对患者进行疼痛评分,观察患者疼痛的性质、程度、部位等,并做好记录,及时与医生进行反馈。

带状疱疹中医药治疗是否有效

目前已经证实,中医中药方法在带状疱疹治疗中效果明确。明确患者的体质,辨证施护采用相应的治疗方法,能起到较好的疗效。针对带状疱疹不同时期的"药—针—罐"序贯疗法效果显著,能明显改善患者的生活质量及临床症状。药、罐治疗时必须严格无菌操作,同时应掌握针刺深度和角度,禁用直刺,防止误伤重要脏器。刺络时动作稳准快,留罐时根据出血量多少决定拔罐时间。起罐后,用纱布擦净血液并消毒。使用青黛散等中药外敷时,要严格掌握时间,不宜超过 3 小时,避免药物干涸而不清除。

口服中药的注意事项有哪些

口服中药的治疗效果,与药物剂型、服药时间、服药量、服药温度、服药方法等有关。

1. **服药时间** 一般药物,无论饭前或饭后服,服药与进食都应间隔 1 小时左右,以免影响药物与食物的消化吸收与药效的发挥。特殊药物,服药时间应根据胃肠状况、病情需要及药物特性来确定。

(1)饭前服药:饭前服药,可避免药物与食物混合,能迅速被吸收,充分发挥药效。攻下药、滋补药、健胃药宜饭前服。

(2)饭后服药:饭后胃中存有较多食物,可减少对胃的刺激,一般的中药宜饭后服。促进消食导滞的药物宜饭后及时服用,如消食药。

(3)睡前服药:安神药宜在睡前 30 分钟至 1 小时服用。

(4)润下药宜睡前服用,以便翌日清晨排便。

2. **服药剂量** 一般疾病服药,每日 1 剂,分早、晚二服,或早、中、晚三服,每服药量为 200～250 毫升。呕吐患者服药应小量频服。给服中成药时,剂量遵医嘱。

3. **服药温度** 一般汤药多宜温服。如寒证用热药时,汤药宜热服;热病用寒药时,如热在胃肠,患者欲食冷饮者可凉服;如热在其他脏腑,寒药仍以温服为宜。

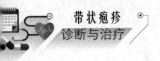
4. **服药方法**　中药剂型多种多样,应根据患者的病情、药的剂型等采取不同的服药方法。一般丸剂、滴丸、片剂、胶囊等用白开水送服,祛风湿药宜用黄酒送服,祛寒药可用姜汤送服;散剂、丹剂、膏剂以及某些贵重细料药,可用白开水或汤剂冲服或含服;呕吐患者在服药前可先服少量姜汁,也可嚼少许生姜片或橘皮,汤药应浓煎少量多次服用,以防止呕吐。

中药煎煮要注意些什么

1. **中药煎煮的器具**

首选陶瓷器皿中的砂锅、砂罐,其次可用搪瓷或不锈钢器皿,忌用铁、铜、铝等金属器皿。

2. **中药煎药用水**

可作饮用的水都可以用来煎煮中药。

中药入煎前先用冷水浸泡 30 分钟,用水量一般以浸过药面 1～2 厘米为宜。

3. **中药煎药时间**

(1) 一般药先大火煮沸后再小火煎 30 分钟,其间要搅拌药料 2～3 次;

(2) 解表药、清热药、芳香类药物不宜久煎,大火煮沸后小火维持 10～15 分钟;

(3) 矿物药、骨角类、贝壳类、甲壳类及滋补药宜小火久煎,大火煮沸后小火慢煎 40～60 分钟。

4. 特殊药物的煎煮方法

（1）冲服药：将冲服药直接用煎好的药汁或开水溶解后服用；

（2）颗粒剂：将颗粒剂直接用开水溶解后服用（疗效相同但口感较差），如煮沸再服口味将更好。

5. 中药煎煮次数

每剂中药通常煎二次，第二煎时间可略短，一般大火煮沸后小火维持 15～20 分钟。

6. 中药煎药量

儿童每剂 50～100 毫升；成人每剂 150～200 毫升。

什么是情志护理？它的作用是什么

情志是指人的意识、思维、情感等精神活动，包括喜、怒、忧、思、悲、恐、惊七种情志活动，是机体对外界事物所产生的精神活动的外在表现。七情过激或不及，则易导致脏腑气机紊乱、功能失调或直接伤及脏腑而致病，甚至病情加重。情志护理是指以中医基础理论为指导，观察、了解患者的情志变化，帮助、指导患者消除不良情绪刺激，从而达到防治疾病的一种护理方法。带状疱疹患者的临床症状主要以皮损表现和自我感受为主，而患者的情绪变化对于症状的发生、发展及转归起着至关重要的作用。因此，加强情志护理能有效提高患者对治疗的依从性，减轻或消除因患病而产生的不良情绪及自我感受，达到早日康复的目的。

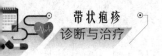

情志护理的原则是什么

1. 诚挚体贴：由于环境、角色的改变，患者的情绪、行为不同于常人，会产生寂寞、苦闷、猜疑心加重、焦虑、悲哀等不良情绪。《素问》曰："今精坏神去，荣卫不可复收。"因此，在临床护理中，护理人员应做到真诚热情地对待患者，急患者之所急，忧患者之所忧，设身处地为患者着想，主动为其排忧解难，从而使患者保持良好的情绪，利于脏腑、气血功能旺盛，促进疾病康复。

2. 因人施护：由于人在体质、性格、年龄、性别、病程、学历、职业、经济条件、家庭等方面各有不同，致使他们的情志状态也大不相同的。因此，在临床护理中，护理人员应全面评估患者的疾病、心理、社会等因素，根据患者的具体情况，因人而异，有针对性地对其进行情志护理，以减轻患者的心理压力，利于机体康复。

3. 避免刺激：《黄帝内经》中指出，"静则神藏，躁则消亡"。因此，应营造安静、舒适的居室环境，避免患者受到喧闹、嘈杂、惊吓等不良刺激。一方面，在临床护理中，护理人员要做到走路轻、关门轻、说话轻、操作轻；在探视时间，护理人员应做好宣教，提醒探视者需保持室内安静，注意控制自身情绪，语言、语调宜柔和，尽可能避免谈及容易刺激患者的事，以免患者受到兴奋、愤怒、悲伤等不良刺激。另一方面，医护人员在与患者沟通病情时，应避免夸大疾病的严重性，必要时可与患者家属沟通，以免患者受到刺激。

4. 怡情养性：护理人员可以指导患者通过阅读、书画、音乐欣赏等修养身心，保持心情舒畅、心态平和，使机体神安气顺、气血调畅、脏腑功能协调平衡，从而有益于疾病恢复。

情志护理的方法有哪些

情志变化可以直接影响人体脏腑的功能。历代名医一再提倡"善医者，必先医其心，而后医其身"。因此，护理人员应掌握并灵活运用各种情志护理方法，根据患者病情选择适宜的方法，有助于调畅患者情志，提高临床治疗效果。

1. 说理开导法：《灵枢》指出："人之情，莫不恶死而乐生，告之以其败，语之以其善，导之以其所便，开之以其所苦，虽有无道之人，恶有不听者乎?"因此，在临床护理中，护理人员应用通俗易懂的语言告诉患者疾病的相关知识，以提高其对疾病的认知与治疗依从性，增强其战胜疾病的信心。同时，通过开导、启发患者进行自我心理分析，帮助其了解情志状态对疾病的影响，从而消除不良情绪。另外，护理人员在说理开导时还需做到态度热情、真诚，具有同情心与责任感，语言恰当柔和，并注意保护患者隐私，这样才能达到良好的护理效果。

2. 释疑解惑法：人们在患病时，易对疾病发展、治疗、护理等产生各种各样的疑惑与猜测。因此，在临床护理中，护理人员应仔细观察患者的情志变化，了解患者心中存在的疑虑，耐心、细致地解释、分析、说明真情，以解除患者对某一事物的误解，消除

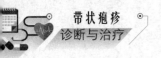

其心理负担,从而积极配合治疗,利于疾病康复。

3. 宣泄解郁法:郁是指使人不愉快的情绪,比如焦虑、抑郁、悲观等;发是指抒发、宣泄。患者常因疾病产生悲观、抑郁等情绪;而瘙痒、疼痛等一些自我感受,又常导致患者产生烦躁的情绪。因此,在临床护理中,护理人员应鼓励、引导患者通过倾诉、哭诉、发泄等方法,将心中的郁闷、悲伤等宣泄出来,使气机调畅,脏腑功能协调。另外,在患者宣泄时,护理人员应耐心倾听,感同身受,并注意避免患者哭泣、发泄过度而伤身。

4. 移情暗示法:通过语言、情绪、行为、举止等给患者暗示,以帮助患者转移注意力的方法。皮肤病中很多疾病具有反复发作、迁延不愈的特点,患者在长期的疾病影响下,易将注意力集中在疾病上,从而严重影响其生活质量。因此,在临床护理中,护理人员应鼓励患者通过增加与他人交流及社交活动,或通过增加阅读、书画、摄影等生活情趣,也可通过深呼吸、自我催眠、静默或冥想等放松疗法或五音疗法转移注意力,以达到减轻瘙痒、疼痛的目的。

5. 以情胜情法:以一种情志抑制另一种情志,达到弱化、消除患者不良情绪,保持良好情志状态的方法。此法源于《素问》,文中指出:"怒伤肝,悲胜怒;喜伤心,恐胜喜;思伤脾,怒胜思;忧伤肺,喜胜忧;恐伤肾,思胜恐。"皮肤病患者由于自我形象有损及瘙痒、疼痛等不适,常处于焦虑、自卑、抑郁、烦躁等不良情绪中。因此,在临床护理中,护理人员应加强与患者交流,观察评估患者情志,运用以情胜情法对患者进行情志护理。护理人员在实施过程中,应评估患者对情绪刺激的敏感度与承受能力,选择适宜的方法和强度,避免过度刺激。

6. 顺情从欲:顺从患者的情绪、意志,满足其心身需要的一种方法。皮肤病患者由于病程长、家庭和工作压力及社交障碍等原因,情绪多有反常,需要得到医护人员的关心和照顾。因此,在临床护理中,护理人员应充分了解患者的心理需求,对于其心理上的合理欲望,应顺其情,从其意,尽量满足其所求或所恶,以利于其心身健康。

另外,在情志护理中还需预防七情致病,护理人员可以运用清静养神、怡情养性、平和七情的方法指导患者保持乐观、通达的人生态度和愉悦的心情,防止七情过激,使其身心达到最佳状态,从而达到预防疾病的目的。

微创介入治疗的护理如何

目前微创介入治疗已经逐渐应用到疼痛的干预中,临床应用于 ZAP(带状疱疹相关神经痛)的微创治疗主要是神经阻滞治疗及脊髓电刺激治疗。

1. 神经阻滞治疗:治疗后卧床休息 30 分钟,观察生命体征的变化;穿刺点压迫 5～10 分钟,避免出血;观察疼痛情况,如果疼痛加重可能为激惹现象,一般数小时后会缓解;因为激素的影响,夜间睡眠可能会变差。

2. 经皮神经电刺激治疗:治疗过程中的电流频率及强度以患者感到恰当为宜,治疗前要告知患者选择恰当频率及强度的意义及方法,使其正确配合并获得良好疗效。

带状疱疹的预防

带状疱疹预防措施有哪些

1.需要增强体质,提高自身抗病能力。应坚持适当的户外活动或参加体育运动,以增强体质,提高机体抵御疾病的能力。2.要加强营养。应注意饮食的营养,多食豆制品、鱼、蛋、瘦肉等富含蛋白质的食物及新鲜的瓜果蔬菜,有效预防发生与本病有直接或间接关系的各种疾病。少食用辛辣刺激、油腻的食物。3.保持情绪稳定。生活当中难免会有很多压力,要学会保持情绪稳定,少发火,这样也可以减少患带状疱疹的概率。4.养成良好的生活习惯。这样才会有好的身体,否则会增加得带状疱疹和其他疾病的概率。5.远离患带状疱疹或水痘的人群。因为接触后可能会被传染。6.接种带状疱疹疫苗,预防带状疱疹发病。

带状疱疹疫苗有哪些种类

目前全球已上市的带状疱疹疫苗共有两种。一种是带状疱疹减毒活疫苗(zoster vaccine live, ZVL),另一种是含佐剂的重组带状疱疹疫苗(recombinant zoster vaccine, RZV)。

1. 带状疱疹减毒活疫苗

带状疱疹减毒活疫苗,商品名 Zostavax,是美国默克公司研发生产并于 2006 年 5 月经美国食品药品监督管理局(Food and Drug Administration, FDA)批准上市,获批用于≥50 岁免疫功能正常成人。美国免疫实践咨询委员会(Advisory Committee on Immunization Practices, ACIP)推荐其用于≥60 岁的免疫功能正常成人。

免疫原理:带状疱疹减毒活疫苗主要通过激发机体病毒特异性 T 细胞介导的细胞免疫反应,从而有效防止带状疱疹及带状疱疹后遗神经痛的发生。关于该疫苗免疫应答研究提示,抗体和多个水痘-带状疱疹病毒特异性细胞免疫(varicella-zoster virus cell-mediated immunity, VZV-CMI)应答指标在接种带状疱疹疫苗后均显著增强。通过疫苗接种,水痘-带状疱疹病毒特异性细胞免疫大致增加 2 倍。但是,疫苗所诱导的抗体和水痘-带状疱疹病毒特异性细胞免疫应答的增强也随年龄而变化,70 岁及以上接种者免疫应答的增强明显小于较年轻的接种者。水痘-带状疱疹病毒特异性细胞免疫增强的峰值发生在带状疱疹疫苗接种后 1～3 周,说明疫苗接种后 1 个月内可观察到预防带状疱疹的效果(约 50%)。但疫苗接种后 1 年内水痘-带状疱疹病毒特异性细胞免疫的增强水平下降了 40%～50%,第 2 年和第 3 年维持在稳定水平。

接种流程:带状疱疹减毒活疫苗(ZVL)只需要接种 1 剂次。

2. 重组带状疱疹疫苗

含佐剂的重组带状疱疹疫苗(recombinant zoster vaccine,

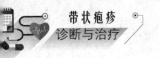

RZV),商品名欣安利适(Shingrix),是英国葛兰素史克公司(Glaxo Smith Kline, GSK)研发生产并于 2017 年 10 月经美国食品药品监督管理局(FDA)批准上市,美国免疫实践咨询委员会(ACIP)推荐其用于≥50 岁免疫功能正常成人。

免疫原理:重组带状疱疹疫苗是一种带状疱疹重组亚单位疫苗,疫苗主要成分为包裹在脂质体制剂中的 50 μg 重组水痘-带状疱疹病毒糖蛋白 E(glycoprotein E, gE)和佐剂系统 01B(adjuvant system 01B, AS01B)。糖蛋白 E 为水痘-带状疱疹病毒包膜的主要成分,糖蛋白 E 特异性抗体及其特异性 CD4$^+$ T 细胞是机体抗水痘-带状疱疹病毒免疫应答的重要组成部分。AS01B 佐剂系统内含 50 μg 3-O-脱乙酰基-4-单磷酸脂质 A(monophosphate lipid, MPL)与 50 μg 皂树树皮提取物 21(quil-laic acid 21, QS21),可与糖蛋白 E 进行协同作用,更有效地刺激机体进行免疫应答,预防带状疱疹及其并发症。

接种流程:重组带状疱疹疫苗按照 2 剂次进行接种,接种第 1 剂次后间隔 2～6 个月接种第 2 剂次。加拿大免疫实践与咨询委员会指出为改善对第 2 剂次的依从性,可考虑第 1 剂次接种后间隔 2～12 个月接种第 2 剂次(即可在下一次年度访视时或下一年度流感疫苗接种时进行接种),但替代方案的安全性、有效性数据有限,且若两剂次之间间隔时间较长,个体仍存在发生带状疱疹的风险。结合美国免疫实践咨询委员会指南推荐,若重组带状疱疹疫苗两剂次间隔短于 4 周,则需重复接种第 2 剂次。

如果第二针疫苗延期了,需要重新接种吗

对于重组带状疱疹疫苗,中间间隔 2～6 月是可以的。如果超过 6 个月,再进行接种一般也不影响,无须重新开始接种,补齐两剂次即可。

两种带状疱疹疫苗应该如何选择

在多项临床研究中,重组带状疱疹疫苗在各年龄组对带状疱疹的保护效力估计值均高于带状疱疹减毒活疫苗,其对带状疱疹后遗神经痛的效力估计值也高于带状疱疹减毒活疫苗,且重组带状疱疹疫苗产生的效力更持久,可更大程度预防带状疱疹和带状疱疹后遗神经痛,因此美国免疫实践咨询委员会建议优先使用重组带状疱疹疫苗。两种带状疱疹疫苗的对比见表 1。

表 1　两种类型带状疱疹疫苗基本信息

特征	带状疱疹减毒活疫苗	重组带状疱疹疫苗
厂家/商品名 获批时间	美国默克公司/Zostavax 美国 2006 年 5 月;中国暂无	英国葛兰素史克/Shingrix 美国 2017 年 10 月;中国 2019 年 5 月
类型	OKa 株减毒活疫苗	重组疫苗(CHO 细胞):含重组水痘-带状疱疹病毒糖蛋白 E 和新型佐剂(AS01B)的亚单位疫苗

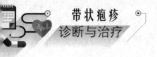
（续表）

特征	带状疱疹减毒活疫苗	重组带状疱疹疫苗
抗原含量	至少包含 19 400 个单位水痘-带状疱疹病毒	重组水痘-带状疱疹病毒糖蛋白 E 50 μg
免疫量	0.65 ml	0.5 ml
免疫程序	皮下注射，1 剂次	肌内注射，2 剂次（间隔 2～6 个月）
储存条件	≤－15 ℃冷冻避光保存	2～8 ℃冷藏避光保存

两种疫苗可以同时打吗

　　对于既往有带状疱疹减毒活疫苗接种史人群接种重组带状疱疹疫苗时需考虑带状疱疹减毒活疫苗接种时的年龄及距离接种带状疱疹减毒活疫苗的时间。临床试验结果表明，带状疱疹减毒活疫苗在≥70 岁老年人中效力较低；因此，可以根据接受带状疱疹减毒活疫苗时接受者的年龄来考虑缩短接种重组带状疱疹疫苗的间隔时间。美国免疫实践咨询委员会建议一般重组带状疱疹疫苗不应在接种带状疱疹减毒活疫苗后 2 个月内接种，而加拿大免疫实践与咨询委员会建议应至少带状疱疹减毒活疫苗接种后 1 年再接种重组带状疱疹疫苗。此外，无论是否接种过带状疱疹减毒活疫苗或存在带状疱疹病史，都应接种两剂次重组带状疱疹疫苗，且加拿大免疫实践与咨询委员会建议应保证重组带状疱疹疫苗与带状疱疹发作后至少间隔 1 年再进行接种。

国内现在两种疫苗都可以选择吗

到目前为止,带状疱疹减毒活疫苗未在中国上市,重组带状疱疹疫苗于 2019 年 5 月经药品监督管理局批准进口注册申请,2020 年 6 月在中国正式上市,并已在北京、上海、广州等城市逐步开始接种,用于预防≥50 岁成人患带状疱疹。

听说带状疱疹能自愈,还需要预防吗

确实理论上带状疱疹可以自愈,但发生带状疱疹的患者往往会伴有明显的神经症状包括瘙痒及疼痛,部分人甚至会出现剧烈疼痛,可能会持续相当长的一段时间,严重影响到患者的工作、学习、生活以及睡眠。长此以往,甚至可能导致神经衰弱、抑郁等严重的精神障碍问题。而对于带状疱疹后遗的神经症状,虽然可以采用药物、理疗等方法治疗,但仍旧有不少患者治疗效果差,疼痛无法得到明显缓解。所以带状疱疹的预防非常重要。

之前接种过水痘疫苗,还有必要接种带状疱疹疫苗吗

有必要。因为带状疱疹是由于水痘-带状疱疹病毒感染后

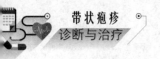

潜伏于神经节内,在免疫力下降等情况下病毒被激活导致的
疾病。

带状疱疹疫苗预防效果如何?
之后还需要接种吗

虽然抗病毒药物治疗可以一定程度上缩短皮疹的持续时
间,但是通常患者很难在发疹的 72 小时内及时开始抗病毒治疗,
因此会影响疾病治疗的效果。一项研究显示,患者超过 72 小时
就诊的比例达到 84.1%,其中发生带状疱疹后遗神经痛的概率
高达 41.38%。带状疱疹疫苗的出现成为预防带状疱疹及其并
发症最为有效的手段。

在重组带状疱疹疫苗的大型 Ⅲ 期临床试验中,研究总共纳
入来自 18 个国家和地区的将近 3 万名受试者。对于 50 岁及以
上的受试人群,疫苗对带状疱疹的总体保护效力为 97.2%;对于
70 岁及以上的受试者,疫苗的保护效力为 91.3%。在接种后的 4
年随访中,研究发现疫苗的保护效力仍维持在较高水平,未见明
显下降。对于研究中的亚洲数据(中国香港和中国台湾地区,日
本、韩国)进行效力分析发现,与安慰剂组相比,重组带状疱疹疫苗
对 50 岁以上的亚洲受试者的带状疱疹的保护效力为 95.55%,
对 70 岁及以上的亚洲受试者带状疱疹的保护效力为 94.71%。

患有基础性疾病的人群也被纳入 Ⅲ 期临床试验中,结果显
示重组带状疱疹疫苗对患有不同常见基础性疾病的人群也有较

高的保护效力(84.5％～97.0％)。有带状疱疹史的人群对重组带状疱疹疫苗的免疫应答率为90.2％,表明重组带状疱疹疫苗对于曾经感染过带状疱疹的人群仍有较好的免疫原性和耐受性。美国免疫咨询委员会推荐指南中建议患有基础性疾病的患者和有带状疱疹史的人群应该接种重组带状疱疹疫苗。目前研究显示,接种4年以上保护效力没有明显下降,但在8年后显著下降,所以后期可能还是需要再次接种,目前还没有相关指南出台。

接种疫苗后就不会得带状疱疹了吗

接种疫苗是预防带状疱疹最经济、有效的手段。但与其他疫苗相似,接种可能无法对所有受种者产生100％的保护作用。带状疱疹疫苗经过临床验证对50岁及以上的人群超过90％的保护效力,通常较为安全可靠。接种疫苗后,可以大大减少罹患带状疱疹的概率。已接种人群罹患带状疱疹,所表现出来的临床症状也会相对较轻。

哪些人群建议接种带状疱疹疫苗

1. 50岁及以上,一般没有性别的差异和年龄的上限。

2. 如果之前在国外接种过带状疱疹减毒活疫苗,可以考虑再接种重组带状疱疹疫苗。

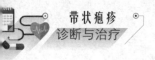

3. 曾经得过带状疱疹的患者。只要年龄大于 50 岁,无论现在是否存在带状疱疹后遗神经痛都可以考虑接种疫苗。这是为了预防再次罹患带状疱疹(已经是带状疱疹后遗神经痛的患者,因为不在带状疱疹的发作期,为了预防带状疱疹的再次出现,可以接受疫苗注射)。

为什么 50 岁及以上的人才能接种带状疱疹疫苗

因为研究显示,50 岁及以上的人群细胞免疫功能明显衰减,发生带状疱疹及带状疱疹后遗症状的概率大幅度升高,所以目前根据疫苗说明书推荐 50 岁及以上的人接种疫苗。50 岁以下人群带状疱疹的发病率较低,如果大规模地接种无论从发病情况还是从经济上讲都不合适。

但临床工作发现,带状疱疹发病有年轻化的趋势,儿童、青年、中年人群也可发生带状疱疹,未来随着临床试验的开展等,可能这个接种年龄会更为宽泛。

疫苗对已经发作的带状疱疹和
后遗神经痛有治疗作用吗

没有治疗作用。带状疱疹疫苗可降低带状疱疹的发生,但不能治疗带状疱疹和后遗神经痛。

带状疱疹疫苗对生殖器疱疹有用吗

没有用。两者的病因不同、发生部位不同，带状疱疹疫苗只对带状疱疹有预防作用。

接种完疫苗后如何知道产生效力了

带状疱疹正常的免疫程序是两针剂的，全程接种完毕产生保护效力。疫苗接种后可以通过血清学检测查出抗体。

有基础疾病的人可以接种吗

对于患有基础疾病的人群，可以根据自身的具体情况，在权衡利弊后判断是否进行接种。根据现有资料显示，在安全性方面，针对患有基础疾病（如高血压、糖尿病、哮喘、呼吸系统疾病、各种肾脏疾病、骨关节炎和/或脊椎疾病等）的人群，带状疱疹疫苗接种在发生严重不良反应、潜在的免疫介导疾病和死亡的发生率等方面没有明显不良影响。在有效性方面，带状疱疹疫苗对患有常见的基础疾病（包括冠状动脉疾病、糖尿病、哮喘、慢性阻塞性肺疾病、抑郁或慢性肾病等）并确诊为带状疱疹的人群的

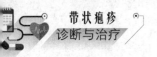

保护效力与总体预防带状疱疹保护效力相一致。总的来说，对于这类人群以及正在服用相关药物者(如降压药、降血糖药、降血脂药等)是可以接种的。但对于存在基础免疫缺陷者(如患有白血病、淋巴瘤、移植的患者)和接受免疫抑制治疗者(使用泼尼松等皮质类固醇药物、生物制剂、化疗药物等)是不推荐接种疫苗的。

接种后有哪些不良反应

根据临床试验，带状疱疹疫苗接种后不良反应多为轻至中度，且持续时间短暂，一般持续一到三天。接种后最常见的不良反应包括注射部位疼痛、发红和肿胀、肌肉疼痛、疲乏、头痛、寒战、发热和胃肠道不适等症状。

哪些人不应接种疫苗

1. 对疫苗的任何成分过敏或者在第一剂接种之后产生严重的过敏反应，就不再考虑接种。

2. 如果水痘-带状疱疹病毒的免疫检测结果为阴性(一般是抗体为阴性)，那么就提示没有得过水痘。此时就不考虑接种带状疱疹疫苗，而是要接种水痘疫苗。需要提醒的是，目前还没有明确证据表明水痘疫苗可以有效预防带状疱疹，所以不能通过接种水痘疫苗来预防带状疱疹。同样也不能幻想通过接种带状疱疹疫苗来预防水痘。

3. 哺乳期或孕期女性,建议待哺乳期结束后再接种。

4. 接种前 24 小时使用了特定抗病毒药物(如阿昔洛韦、泛昔洛韦或伐昔洛韦)的患者。

5. 正在接受生物制剂治疗者,应暂停注射一段时间后,再接种疫苗。

接种疫苗有没有风险(副作用)? 会不会接种了反而患病

目前国内上市的带状疱疹疫苗是重组带状疱疹疫苗,属于灭毒非活性疫苗,注射后出现的不良反应一般是注射部位发红、肿胀,少数可能出现全身反应,但一般不会导致发生带状疱疹。而国外上市的疫苗是带状疱疹减毒活疫苗,可能会引起带状疱疹症状,也曾报道接种后出现视神经炎、急性视网膜坏死、葡萄膜炎等情况,但发生率极低。

疫苗接种费用如何

目前带状疱疹疫苗在我国属于非免疫规划疫苗(俗称"二类疫苗")。非免疫规划疫苗在我国属于自愿、自费接种疫苗。消费者可根据自身情况自愿、自费接种。关于预约和定价可以通过各省市疾控公示信息。如上海市居民可以在"上海疾控"微信公众号上查询完整的接种点信息,包括地址、电话和门诊时间。

理疗保健

拔罐的作用原理是什么

拔罐疗法是以罐为工具,利用燃烧、抽吸等方法排除罐内空气造成负压,使之吸附于腧穴或应拔部位的体表,使局部皮肤充血、瘀血,以达到防治疾病目的的一种方法。

1. 机械刺激:罐内负压可使局部毛细血管充血,甚至破裂,红细胞破坏出现自溶血现象,这种刺激可以通过皮肤感受器、血管感受器感受其刺激,经过传入神经纤维传至大脑皮层,反射性的调节兴奋和抑制过程,使整个神经系统趋于平衡。

2. 温热刺激:能使局部的浅层组织发生被动充血,促使局部的血管扩张,促进局部血液循环,加速新陈代谢,改善局部组织的营养状态,加强机能和组织的力量。

3. 药物刺激:尤其是药罐和竹罐,在温热刺激下,局部毛细血管扩张,血管壁的通透性增强,新陈代谢旺盛,有利于药物的吸收,从而发挥药物的作用。

4. 溶血刺激:吸拔部位毛细血管破裂,局部瘀血,引起溶血现象,释放组胺、5-羟色胺、神经递质,通过神经体液机制,刺激整个机体的功能,即由传入神经传入大脑皮层,再由大脑皮层发生反射作用,使机体增强抗病能力。

5. 调节神经:机械刺激通过吸拔部位的感受器,再经过传入神经,传至大脑皮质,来调节神经系统的平衡,调节能量代谢,令患者即刻感到轻松、止痛,病情随之好转或痊愈。

6. 增强抗病能力:研究表明吸拔刺激能动员吞噬细胞更快吸收瘀血,有助于排出异物,对某些非特异性的免疫功能,有一定程度的提高,可增强白细胞和巨噬细胞的吞噬功能,增强机体的抗病能力。

7. 消炎作用:吸拔之后引起的局部血液循环的改善,可迅速带走炎性渗出物及致痛因子,消除肿胀和疼痛,吸拔之后局部白细胞数目的轻微增多和吞噬功能增强以及巨噬细胞吞噬功能增强,所以具有消炎作用。

8. 促进血液循环:很多疾病发生时,都表现出血液供应减少,或血管不同程度的麻痹,血流减少,代谢产物不能顺利排除,营养供应不足,导致病变部位营养交换、气体交换、新陈代谢的障碍。

拔罐的方法有哪些

拔罐有多种方法,主要有单罐法、多罐法、留罐法、闪罐法、走罐法、针罐法、药罐法等,各种罐法操作方法不一样,治疗病症也不同,分别具有祛风除湿、温经散寒、泄热解毒、行气活血、舒筋活络、消肿止痛等不同功效,但其作用原理是一致的,就是可将体表、经络、局部病灶乃至脏腑中的各种致病因素祛除,使失

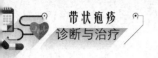
调的脏腑功能得以恢复。罐印是拔罐唯一直观的感受,通过对其研究,可掌握疾病的病性、病位、病势以及转归等情况,指导治疗。

不同的罐印代表哪些健康问题

罐印黑且黯,表示体内有瘀血;罐印发紫,一般提示有局部寒凝血瘀;罐印为散在性的紫点,深浅不一,提示为气滞血瘀之证;罐印淡紫且伴有斑块的,提示以虚证为主,兼有血瘀;罐印鲜红,一般提示阴虚或气阴两虚,或阴虚火旺。大面积走罐后出现鲜红,散在红点的,不高出皮肤,提示此处相关的脏腑异常;没有罐印或罐印不明显,或启罐后立即消失,恢复常色的,提示身体基本正常或病情尚轻;走罐时出现风团,提示为风邪所致,或是过敏性体质。

注意事项:1.要严格掌握禁忌证,若是中度或者是重度心脏病、全身性水肿、紫癜、血友病、咯血、白血病、全身剧烈抽搐,或者是痉挛、活动性肺结核、月经期极度衰弱、皮肤失去弹性、过度疲劳、醉酒、过饱、过饥、过渴、全身性皮肤病,或者是治疗部位有癌变、静脉曲张、皮肤破损、皮肤病,或者是有外伤骨折,或者是孕妇腰部或腹部等,均禁用拔罐疗法。2.拔罐疗法对于降低空腹血糖有明显效果,治疗时要防止皮肤烫伤或者是破溃,杜绝感染。3.需要保暖避风,拔罐时室内需要保持温暖,防止受凉。4.对于容易发生意外的患者要卧位选用小罐。对于首次拔罐治疗,以及体弱、紧张、年老等容易发生意外反应的患者,宜采用卧位,并且选用小罐具,拔罐数量要少。

艾灸治疗疾病的原理是什么 ⊃

艾灸疗法是以艾绒为主要原料,点燃后放置腧穴或病变部位,进行烧灼和熏熨,通过其温热刺激及药物作用来防治疾病的一种外治方法。

艾叶,味苦辛,性温,入肝、脾、肾经,有祛湿散寒、止血止痛、温血活血、调经安胎、健胃强壮等功效。而且艾叶干燥加工后,易点燃,火力缓和持久,透热力强。艾火的热力,结合经络穴位特性,艾灸就具备了温经散寒、舒筋活血、回阳固脱、益气升陷和防病强身的作用,多用于各种虚寒证。对脾胃虚寒、慢性胃炎、慢性肠炎等消化系统疾病,慢性支气管炎、慢性鼻炎、哮喘等呼吸系统疾病,风湿、类风湿、骨性关节炎、颈肩腰腿疼、"空调病"、带状疱疹后遗神经痛以及心血管系统疾病等有较好疗效。现代研究认为,艾灸对人体产生影响的途径主要有两方面:一方面,艾灸的温热效应通过腧穴的特殊作用、经络的特殊途径,深入体内,影响经气,深透筋骨、脏腑以至全身,发挥整体调节作用,而用于治疗多种疾病;另一方面,艾灸燃烧时产生的热量是一种十分有效并适应于机体治疗的物理因子红外线,艾灸时的红外辐射可为机体细胞的代谢活动、免疫功能提供所必需的能量,也能给缺乏能量的病态细胞提供活化能。艾灸能够提高特异性免疫

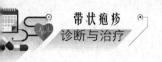

和非特异性免疫功能,提高机体防病抗病能力,同时对人体各个系统都有良性的调节作用,其中尤其对消化系统、循环系统的影响最为显著。

常用穴位选择:皮损局部阿是穴,颈椎胸椎夹脊穴,支沟,阳陵泉,阴陵泉,行间。

穴位辨析:皮损局部灸疗加拔罐活血通络,祛瘀泻毒;支沟是三焦经穴,阳陵泉属胆经穴,阴陵泉是脾经穴,三经均分布于带状疱疹最为多发的胁肋部,三穴配合应用能疏泄三焦,通经活络,健脾化湿;行间归属肝经,具有舒肝泻热之功;相应夹脊穴通调患部经络,畅达气血,使"通则不痛"。

艾灸治疗如何操作

1. 艾条旋转灸

取艾条 2 根,点燃后由内向外或由外向内旋转熏灸皮损局部,以患者感觉灼烫但能耐受为度,灸治时间根据皮损面肌大小酌情掌握,一般约 20 分钟,每日 1 次。

2. 艾炷直接灸

于皮损局部 3 处(一处为疱疹头部,即最先发疹部位,一处为疱疹密集处,一处为疱疹的尾部)各置一麦粒大小艾炷,用线香点燃后施灸,当感觉灸痛时患者需小忍片刻,可在施灸附近用棉签擦摩、轻轻拍打等方法分散患者对疼痛的注意力,等待艾炷燃尽;再以同样的方法续灸,每处可施灸 5～7 壮。

3. 夹脊、支沟、阳陵泉施行艾条温和灸,阴陵泉、行间一般不灸以指压按揉,皮肤针叩刺出血为主。

艾灸后出现反应代表什么

1. **有麻感、穴位冒寒气**

灸后膝盖处有向外冒风感或发麻感;还有艾灸命门穴或肚脐是涌泉穴发凉,属风邪外排或寒湿气外排现象。

2. **红白相间斑点**

如果灸后皮肤潮红不均匀,潮红中间夹杂大小不一的浅白色斑点,有的甚至白色多红色少,这是由于局部经脉不通、气血运行不畅所致,提示要继续进行艾灸治疗,直到灸处温热感增强,灸后皮肤白色斑点消失,出现均匀的潮红、汗出为一个疗程的充足剂量。

3. **皮肤成片潮红、有水汽**

在艾灸过程中,穴位周围皮肤还会出现成片的潮红,甚至有水汽,手摸起来有潮润的感觉(一般在用灸盒或灸罐施灸的情况下出现这种现象,艾灸悬灸较少出现这种反应),这种反应多是表明一次的灸量已经相对足够,可以停止本次施灸。

4. **出现皮疹、发痒**

如体内湿气较重,灸治过程中面部或身体上会出现小皮疹,并且发痒,这是体内湿气外排的表现。此种情况可继续施灸以观察,如皮疹自行消退则罢,不退或加重则可加灸曲池、合谷。

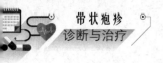

艾灸治疗注意事项有哪些

1. 要专心致志,耐心坚持:施灸时要注意思想集中,不要在施灸时分散注意力,以免艾条移动,不在穴位上,徒伤皮肉,浪费时间。对于养生保健灸,则要长期坚持,偶尔灸是不能收到预期效果的。

2. 要注意体位、穴位的准确性:体位一方面要适合艾灸的需要,同时要注意体位舒适、自然,要根据处方找准部位、穴位,以保证艾灸的效果。

3. 防火:现代人的衣服不少是化纤、羽绒等质地的,很容易燃着,因此,施灸时一定要注意防止落火,尤其是用艾炷灸时更要小心,以防艾炷翻滚脱落。用艾条灸后,可将艾条点燃的一头塞入直径比艾条略大的瓶内,以利于熄灭。

4. 要注意保暖和防暑:因施灸时要暴露部分体表部位,在冬季要保暖,在夏天高温时要防中暑,同时还要注意室内温度的调节和开换气扇,及时换取新鲜空气。

5. 要防止感染:化脓灸或因施灸不当,局部烫伤可能起疱。产生灸疮,一定不要把疮弄破。如果已经破溃感染,要及时使用消炎药。

6. 要掌握施灸的程序:如果灸的穴位多且分散,应按先背部后胸腹、先头身后四肢的顺序进行。

7. 注意施灸的时间:有些病证必须注意施灸时间,如失眠症要在临睡前施灸。不要饭前空腹时和饭后立即施灸。

8. 要循序渐进,初次使用灸法:要注意掌握好刺激量,先少量、小剂量,如用小艾炷或灸的时间短一些,壮数少一些。以后再加大剂量。不要一开始就大剂量进行。

9. 防止晕灸:晕灸虽不多见,但是一旦晕灸则会出现头晕、眼花、恶心、面色苍白、心慌、出汗等情况,甚至晕倒。出现晕灸后,要立即停灸,并躺下静卧,再加灸足三里,温和灸 10 分钟左右。

10. 注意施灸温度的调节:对于皮肤感觉迟钝者或小儿,用食指和中指置于施灸部位两侧,以感知施灸部位的温度,做到既不致烫伤皮肤,又能收到好的效果。

足浴有哪些种类

足浴是以传统中医理论和现代全息生物学为理论基础的一种养生保健方法。足浴有热水足浴和冷水足浴之分,各人可根据自己的情况加以选择。

1. 热水足浴

热水足浴要用 40 ℃左右的水浸泡双脚(浸泡至踝关节为度),浸泡时间每次约 20 分钟。这可以起到促进气血运行、温润脏腑的作用。以热水足浴来刺激皮肤神经末梢感受器,通过中枢神经的反馈可起到调节内脏的功能,促进新陈代谢,有利于健康。

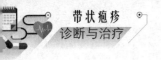

2. 冷水足浴

冷水足浴水温要逐渐降低，一般可从 20 ℃慢慢降至 4 ℃左右，并可从秋季开始，一直坚持到冬季。每次足浴前先用手摩擦足部，使足部变得温热，然后双足浸入冷水中，再用两足相互不断摩擦，直到足部潮红。每次约 5 分钟，可早晚各进行一次。冷水足浴不仅可以促使足部血管强烈收缩，而且全身各系统的生理功能在神经、体液调节的作用下也处于积极活跃状态。

为预防带状疱疹应选择哪种足浴

带状疱疹发生人群主要为老年人，随着年龄的增长，机体阳气渐衰，得不到温煦，抵抗力下降，带状疱疹发病率随之升高。因此，为预防带状疱疹，在足浴时应选择热水足浴。热水足浴相比于冷水足浴能够更好地温暖足部，通过经络带动气血运行，从而温暖全身、疏松腠理、松弛肌筋、活血通络、镇静安神、平衡阴阳，达到健身防病的目的。

为预防带状疱疹在足浴时可以选择哪些中药

为预防带状疱疹，通常会在足浴时加入一些温经通络、活血化瘀的中药。如红花，温经通络、散瘀止痛，现代医学研究证实红花有扩张血管及抗炎作用；赤芍，祛瘀止痛、凉血消肿，现代医学研究证实赤芍中含有芍药苷、苯甲酸、挥发油等,有镇痛、镇静和抗惊厥的作用;桂枝,温经通脉、发汗解肌,现代医学研究证实桂枝有扩张血管、镇痛、镇静、解热等作用;干姜,温中散寒、回阳通脉、温肺化饮,现代医学研究证实干姜甲醇提取物有镇痛、镇静、抗炎等作用。诸药合用可起到温经通络、凉血消肿、祛瘀止痛、镇静安神等作用,使患者疲劳得到缓解,睡眠质量改善,精气充足,心情舒畅,气机条达,气血调和,机体抗病能力增强,从而起到预防带状疱疹的作用。

在温经通络、活血化瘀的基础上,可以依据自身的体质进行配伍。如气虚者足浴时可加入党参 15 克、黄芪 20 克、白术 15 克,益气健脾;血虚者足浴时可加入当归 20 克、赤芍 15 克、续断 15 克,补血养虚;阳虚者足浴时可加入肉桂 10 克、杜仲 15 克、女贞子 30 克、狗脊 15 克,温阳散寒;湿盛者足浴时可加入冬瓜皮 200 克,茯苓 100 克,木瓜 100 克,健脾利湿。

也可以结合基础疾病进行配伍。如高血压患者足浴时可加入钩藤 40 克、夏枯草 30 克、桑叶 20 克、菊花 20 克,清热降压;失眠患者足浴时可加入磁石 60 克、丹参 20 克、远志 15 克、夜交藤 30 克,或酸枣仁 20 克、远志 20 克、合欢皮 10 克、朱砂 5 克,安神助眠;肺系疾病有慢性咳嗽患者足浴时可加入黄麻 10 克、胡椒 40 粒、老姜 30 克、生白矾 30 克,宣肺止咳;痛经患者足浴时可加入蒲黄 20 克、五灵脂 20 克、香附 20 克、延胡索 20 克、当归 20 克、赤芍 15 克、桃仁 10 克、没药 10 克,行气活血止痛;头痛、偏头痛患者足浴时可加入白附子 10 克、川芎 20 克、白芷 20 克、细辛 10 克,散寒止痛;足跟、足踝关节痛患者足浴时可加入寻骨风 30

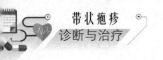
克、透骨草 30 克、鸡血藤 30 克、乳香 10 克、没药 10 克、血竭 10 克、土不留行 15 克,祛风通络止痛。

若平时身体康健、气血阴阳平衡者想要足浴保健,可选择温和、各方面配伍均衡的足浴方。为大家推荐一个日常足浴养生方:当归 15 克、黄芪 20 克、红花 10 克、苏木 10 克、泽兰 10 克、生地黄 10 克、川椒 10 克、葛根 15 克、细辛 6 克、黄芩 15 克、酸枣仁 15 克。此方当归补血,黄芪补气,红花、苏木活血化瘀,泽兰利湿,生地黄滋阴,川椒、细辛温阳散寒,葛根清热生津,黄芩清热,酸枣仁养阴安神,是一个气血阴阳调和的方子,加上热水足浴温通经络的作用,可以起到增强体质、预防疾病的功效。

足浴的正确操作流程是怎样的

一般来说,足浴每晚一次即可达到养生的目的,也可以一天数次或早晚各一次。晚上睡前足浴养生收效最佳,每次足浴时间以 20～30 分钟为宜,足浴完毕最好在半小时内上床。下面是详细操作方法。

1. 先取适量水放入足浴盆中,水温因人而异,以脚感温热为准,过烫、过凉都不好;水深开始以覆盖脚面为宜。

2. 将双足在盆水中浸泡 5～10 分钟,然后用手或毛巾反复搓揉足背、足心、足趾。

3. 为强化效果,可有意识地搓揉一些穴位,如位于足心的涌泉穴;必要时,还可用手或毛巾上下反复搓揉小腿,直到腿上皮肤发红发热为止。

4. 为维持水温,需一边搓洗一边加热水,最后水可加到足踝以上。

5. 洗完后,不要晾干,用干毛巾反复搓揉干净最好。

哪些人不适宜足浴

1. 饥饿、极度疲劳或酒醉后的人;

2. 足部有皮肤破损及烧、烫伤者;

3. 足部皮肤有局部病变者,如湿疹、银屑病、癣、溃疡、疱疹、疤痕等;

4. 各种感染性疾患,如丹毒、脓肿、骨髓炎、蜂窝组织等;

5. 严重骨质疏松者;

6. 骨关节结核、肿瘤患者;

7. 严重心、肝、肾疾病患者及精神疾病患者;

8. 胃、十二指肠急性穿孔,或有出血性疾病或出血性倾向者。

推拿的作用原理是什么

推拿是指中医用手在人体上循经络、穴位用推、拿、提、捏、揉等手法进行治疗的一种理疗方法。古代称推拿为按摩、按乔,

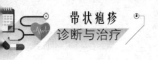
是中国起源很早的一种治病防病的养生术。

传统医学认为,它可以通过刺激局部起到疏通经络、促进气血运行、活血化瘀、解痉止痛、调和气血、调整脏腑功能及平衡阴阳的作用,以达到缓解、预防疾病的目的。

现代医学认为,它可以通过力学作用松解粘连,缓解肌肉痉挛,直接作用于机体,解除局部病变,这是它的直接作用;它也可以通过感觉刺激神经、内分泌、免疫调节系统,进而调整内脏功能,达到治病防病的目的,这是它的间接作用。我们运用推拿疗法预防带状疱疹是取它的间接作用。

推拿时需要注意些什么

推拿时应掌握推拿的时间,每次20分钟为宜。最好早晚各一次,如清晨起床前和临睡前。推拿时为了增强疗效、防止皮肤破损,可选用一些介质作为润滑剂,如滑石粉、香油、按摩膏等。推拿后如有出汗现象,应注意避风,以免感冒。在操作过程中需注意以下几点。

1. 身心放松。按摩时除思想要集中外,还要心平气和,做到身心放松。

2. 取穴准确。掌握常用穴位的取穴方法和操作手法,以求取穴准确,手法正确。

3. 用力恰当。用力过小起不到应有的刺激作用,过大易产生疲劳、损伤皮肤或肌肉。

4. 循序渐进。推拿手法的次数要由少到多,力量要由轻逐渐加重,穴位可逐渐增加。

5. 持之以恒。无论用按摩来保健还是治疗慢性疾病,都不是一两天就有效的,需积以时日才能逐渐显出效果来,所以应有信心、耐心和恒心。

哪些情况下不宜推拿

过饥、过饱、酗酒或过度疲劳时,均不宜进行推拿。

哪些情况下禁止推拿

急性传染病、恶性肿瘤、出血倾向、精神疾病、结核病进展期、恶病质、急性化脓性炎症患者;局部有血栓性静脉炎、淋巴管炎、皮肤病者;妇女孕期和月经期腰骶、腹部及下肢均禁止推拿。

刮痧的作用原理是什么

刮痧是以中医经络腧穴理论为指导,通过特制的刮痧器具和相应的手法,蘸取一定的介质,在体表进行反复刮动、摩擦,使

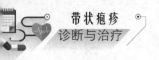

皮肤局部出现红色粟粒状,或暗红色出血点等"出痧"变化,从而达到舒经活血、驱邪排毒作用的一种养生方法。

传统医学认为,本疗法有宣通气血、发汗解表、舒筋活络、调理脾胃等功效,刮痧后可使脏腑秽浊之气通达于外,促使周身气血流畅,逐邪外出。

现代医学认为,刮痧是通过在体表反复刮动、摩擦,导致皮肤的毛细血管破裂、淤血透在皮肤中出现红色或紫红色的痧痕,即"出痧",达到人体发热、打开皮肤毛孔、促进体内的代谢和毒素排出的作用;还能放松紧张的肌肉和内关节,促进其局部的血液循环,加快新陈代谢;还能刺激局部的神经,借助神经末梢的传导以加强人体的防御机能。

刮痧目前已广泛应用于内、外、妇、儿科的多种病症,尤其适宜于疼痛性疾病、骨关节退行性疾病(如颈椎病、肩周炎)的康复。还适用于慢性疲劳综合征、带状疱疹等疾病的防治。

刮痧需要哪些工具

常用的刮痧用具包括刮痧板和刮痧油。

刮痧板如何选择

刮痧板的材质没有固定要求,形式多样,许多日常用具可以作为刮痧工具使用,如硬币、瓷汤勺、嫩竹板、棉纱线、蚌壳等,现在还有了树脂、硅胶等现代材料所制成的刮痧工具。想要选择特制的刮痧板,市面上主要有以下几类。

1. 牛角类

特点与功效:牛角类刮痧板临床上尤以使用水牛角为多。水牛角味辛、咸、寒。辛可发散行气、活血消肿;咸能软坚润下;寒能清热解毒、凉血定惊。其质地坚韧、光滑耐用、原料丰富、加工简便。

注意事项:忌热水长时间浸泡、火烤或电烤;刮痧后需立即把刮板擦干,涂上橄榄油,并存放于刮板套内。

2. 玉石类

特点与功效:玉石具有润肤生肌、清热解毒、镇静安神、辟邪散浊等作用。其质地温润光滑,便于持握,因其触感舒适,适宜面部刮痧。

注意事项:用完后要注意清洁;避免碰撞;避免与化学试剂接触。

3. 砭石类

特点与功效:砭石采用的材质是泗滨浮石,这种石材含有多种微量元素,红外辐射频带极宽,可以疏通经络、清热排毒、软坚散结,并能使人体局部皮肤增温。

注意事项:因砭石可能含有有害物质,购买时需认真辨别真伪,购买经国家权威部门检测不含有害物质的砭石。

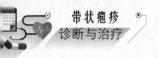
刮痧油如何选择

刮痧油最主要的作用是减少摩擦,防止刮痧板划伤皮肤,还可起到滋润皮肤、开泄毛孔、活血行气的作用。按质地可分为液体和乳膏类。液体类主要有植物油(如芝麻油、茶籽油、菜籽油、豆油、花生油、橄榄油)和药油(如红花油、跌打损伤油、风湿油)。乳膏类主要有凡士林、润肤霜、蛇油、扶他林乳膏等。

刮痧的操作要点有哪些

1. 充分暴露刮拭部位,在皮肤上均匀涂上刮痧油等介质。

2. 手握刮拭板,先以轻、慢手法为主,待适应后,手法逐渐加重、加快,以能耐受为度。宜单向、循经络刮拭,遇痛点、穴位时重点刮拭,以出痧为度。

3. 可先刮拭背部督脉和足太阳膀胱经背俞穴循行路线,振奋一身之阳、调整脏腑功能、增强抗病能力;再根据病情刮拭局部阿是穴或经穴,可取得更好疗效。

4. 刮痧后饮用温开水,以助机体排毒驱邪。

刮痧有哪些注意事项

1. 刮痧的方向。刮痧要按照由上至下、由内向外、先头颈部后背腹部的顺序,顺着经络的方向、关节穴位的位置。刮错方向可能会导致气血逆流,反而伤身。

2. 刮痧的程度。刮痧刮到刮拭部位呈现红色或者微紫红色就可以停止了。

3. 出痧后 30 分钟内忌洗凉水澡;夏季出痧部位忌风扇或空调直吹;冬季注意保暖。

4. 刮痧后 1～2 天局部出现轻微疼痛、痒感、发冷或发热感等,均属正常现象。

5. 刮痧不适宜每天进行,两次刮痧的时间建议隔 3～6 天为宜。

刮痧越红、越疼越有效果吗

不是。刮痧的主要目的是舒通经脉,出痧的速度和多少也因各自体质的不同而有差异。有的人即使用力刮皮肤也只是微红,而有的人刚开始刮皮肤的颜色就已经很明显了,出痧越多、颜色越深不一定就是效果越好的表现。刮痧刮到刮拭部位出痧后呈现红色或者微紫红色就可以停止了。刮痧的力道、部位若

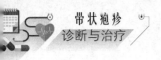
是掌握不当,一味追求大力的话,不仅没有效果,还可能导致皮肤破损、感染,肌肉损伤等。

哪些人不宜刮痧

1. 有出血倾向者;
2. 皮肤有外伤、溃疡、瘢痕者;
3. 皮肤易过敏者;
4. 有严重心衰、恶性肿瘤,或极度体虚者。

中药熏蒸疗法的作用原理是什么

中药熏蒸疗法又叫蒸汽疗法、汽浴疗法、中药雾化透皮疗法,是以中医理论为指导,利用药物煎煮后所产生的蒸汽,通过熏蒸机体达到治疗和预防疾病目的的一种中医外治疗法。东汉初年成书的《武威汉代医简》中用热熏治疗脾胃疾病的描述可谓是熏蒸的最早应用记载。

中医认为,中药熏蒸可使全身经络涌动,推动气血运行,药力经皮肤直达各脏腑,无处不至,起到滋养津液、滋润肌肤、健脾和胃、壮肾利水的作用。熏蒸法可用来治疗风寒湿三邪所致病症,以及气虚下陷、气滞血瘀、湿阻脉络等病症,并可用于养生保健、治疗肥胖症等。

现代医学认为,皮肤是人体最大的器官,毛孔很多,除具有防御外邪侵袭的保护作用外,还具有分泌、吸收、渗透、排泄、感觉等多种功能。中药熏蒸正是利用了皮肤的这些特性,通过源源不断的热药蒸汽以对流和传导的方式直接作用于人体,扩张局部和全身的血管,促进体表组织的血液循环,改善皮肤的吸收作用,促进汗腺的大量分泌,加速皮肤的新陈代谢;同时药物经熏蒸作用于肌体后,其挥发性成分经皮肤吸收,局部可保持较高的浓度,能长时间发挥作用,进而消除病灶。因中药熏蒸对改善血管的通透性和血液循环、加快代谢产物排泄、促进炎性因子吸收、调节自主神经功能、提高机体防御及免疫能力具有积极的作用,也常用于改善疲劳、神经衰弱、失眠,预防感冒、高血压、糖尿病、风湿性关节炎、带状疱疹等疾病,以及抗衰老、美容养颜等。

预防保健可以选择哪些中药

以治疗为目的中药熏蒸,依据病情选择适宜的中药。而以预防疾病、强身健体为目的熏蒸,通常会加入麻黄、桂枝、干姜等辛温的中药,增强发汗、促进气血运行的功效。

中药熏蒸怎么操作?有哪些注意事项

中药熏蒸一般用中药熏蒸仪进行,操作步骤:1.备齐用物,携

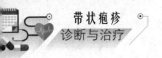

至仪器前,明确熏蒸的目的;2.取合适体位,暴露熏蒸部位,冬季注意保暖;3.根据目的确定熏蒸部位;4.检查仪器是否完好,接好电源,加入药物;5.熏蒸开启,20~30分钟;6.注意保暖和遮挡;7.操作完毕,清洁局部皮肤,穿衣,安排舒服体位,清理用物,洗手。

在熏蒸过程中应注意:1.熏蒸机器在运转工作中,禁止私自调校治疗时间、治疗温度;2.老人和儿童熏蒸过程中应有家属看护;3.注意熏蒸中的水量变化,严禁药液干涸;4.注意水温的变化,避免烫伤情况的发生;5.注意眩晕等不适症状,冬季注意保暖;6.熏蒸结束后注意及时擦干身体,不宜洗冷水澡;7.熏蒸完毕后及时补充水分或饮用温度适中的果汁和淡盐水,忌食生冷海鲜。

可以自己在家进行中药熏蒸吗

不可以。首先,没有专业的熏蒸仪很难形成稳定的蒸汽,疗效大打折扣。其次,蒸汽的温度、中药的浓度等均难以把控,容易烫伤或对皮肤产生刺激。建议到专业的医疗机构进行熏蒸。

中药熏蒸疗法有哪些禁忌证

1. 饥饿、过度疲劳、饮食之后不宜;

2. 年龄过大或体质极度虚弱者不宜;

3. 有开放性创口、感染性病灶者不宜；

4. 患有重症心脏病、高血压等疾病患者不宜；

5. 妇女经期、孕妇不宜；

6. 急、慢性心功能不全者不宜；

7. 重症贫血、大失血、急腹症、重症精神病患者不宜。

芳疗的作用原理是什么

芳香理疗,简称芳疗,是利用萃取自植物的芳香精华来治疗身心疾病的一种理疗方法。

芳疗以按摩的方式使精油分子快速进入人体,直接杀灭病菌,增强人体的免疫力,促进血液循环,加快人体的新陈代谢。同时对消除疲劳(精神疲劳和身体疲劳)、振奋精神、恢复体力、预防疾病、延缓衰老都有较好的效果,凡因脑力劳动、体力劳动、运动量过大、旅游或长时间进行电脑操作引起的过度疲劳都可以得到有效的缓解。

而这些都是带状疱疹的诱发因素,因此也可以通过芳疗避免、减少带状疱疹的诱发因素,从而达到预防带状疱疹的目的。

芳疗的特点是什么

芳疗相较于其他的理疗方式,最大的特点就是气味芬芳,具

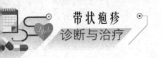
有浓度高、挥发性强的特性,可以通过嗅觉吸收,与人体鼻腔内嗅觉细胞接触后,在中枢呈现出与其他感觉不同的传导途径,不经丘脑直接投射大脑皮层,然后引起人体内各方面的改变。

中医和西医的芳疗有什么不同

中医芳香疗法和西医芳香疗法均历史悠久,本质相同,都是通过使用植物来保持或增强身体、心理和精神的健康,区别在于作用的形式和植物的选择不同。中医芳香疗法是利用中药材的芳香性气味或其提取出的芳香精油,以推拿、按摩、熏蒸、敷法、扑法、吹法、含漱法等形式作用于人体,达到调节脏腑气机、调和脏腑阴阳的作用。常用的药材有丁香、藿香、木香、白芷、薄荷、冰片、麝香等。西医芳香疗法是利用从植物材料(香草、花和其他芳香植物)中萃取的精油作为物质基础,以按摩、熏香、沐浴等方式,在舒适的氛围下帮助人体恢复健康的自然疗法。常用的有薰衣草、薄荷、柠檬、佛手柑、乳香、甜橙、桉树、姜、天竺葵等。

日常如何进行芳疗

芳疗依据目的的不同有很多作用形式,中医芳疗有涂法、擦法、敷法、扑法、吹法、含漱法等,西医芳疗有按摩、熏香、沐浴等。作为日常保健,可以选择直接用精油或将精油加入身体乳中按摩,可以加入水中泡澡,也可以加入香薰机中扩香。也有人会滴一滴纯正精油在水里直接喝,不过要天然的精油才行,不是很推荐这种方式。

什么时间最适合芳疗

都可以,主要是依据精油的功能来决定使用的时机。清晨可以选择杜松精油,滴一滴在手掌心后,双手搓一搓后闻香,可以醒脑与放松;中午过后有点疲劳、精神恍惚,可以用柠檬等柑橘类精油提神;晚上洗完澡之后可以用葡萄柚等能够促进身体循环、消肿的精油;睡前可以用薰衣草精油,帮助睡眠。

哪些人群适合芳疗

芳疗适应范围甚广,不论男女老幼、体质强弱、有无病症均可选择此项疗法。尤其适合于脑力劳动过大,睡眠不好,精神状态欠佳的人士。

芳疗时需注意哪些事项

1. 使用前应先了解所使用精油的基本特性;

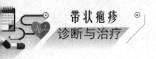
2. 使用精油须适量，避免因过量导致的不适或过敏；

3. 纯精油是高度浓缩物质，须严防滴入眼睛、鼻孔、耳朵、嘴巴；

4. 孕妇、高血压、癫痫症、婴幼儿、皮肤敏感者、正在接受医学或精神治疗者，应避免使用精油，或减少精油剂量。

多种理疗方法可以一起进行吗

拔罐、艾灸、足浴、推拿、刮痧、中药熏蒸、芳疗等理疗方法，在无禁忌证的情况下当然可以综合运用。有临床研究表明，穴位按摩联合中药足浴能有效缓解带状疱疹后遗神经痛患者的症状，操作简单、无不良反应，患者乐于接受，对疾病康复有着积极的作用。

日常生活起居保健要点有哪些

发病的基本病机离不开"虚实"。当邪气盛实，正气衰弱，正气抵御不住邪气入侵时，机体发病。带状疱疹就是一个典型的"邪盛正虚则为病"的例子，水痘-带状疱疹病毒就是"邪气"，人体自身的抵抗力就是"正气"。因此，带状疱疹喜欢"趁虚而入"，通常易在老年人、女性、免疫力低下或缺陷、近期过度疲劳的人身上"作威作福"，提高自身的"正气"是主要的预防手段。在工作起居中主要注意以下几个方面。

1. 避风寒

这里的"风寒"是代指"风、寒、暑、湿、火、燥"六淫,是指自然环境。自然环境、四时气候的变化必然影响机体的状态。生活中冬季应注意防寒保暖,夏季应注意防暑降温,同时还要避免忽冷忽热,时刻关注天气变化,及时增减衣物。人们只有顺应自然变化的规律,才能保证健康的体魄,预防疾病的发生。

2. 劳逸结合

在临床上我们经常会碰到下述情况:小林最近工作比较忙碌,常常加班,睡眠不规律。最近工作告一段落后,小林发现自己的腰间布满了红斑和小水疱,疼痛难忍,立即到医院治疗,经过询问检查,医生诊断小林患上了带状疱疹。这是劳逸不当所致。过度劳作,易损伤筋骨,消耗气血,致脏腑精气不足,功能减弱,形成虚性体质,如《素问》所述"劳则气耗"。现代医学认为,体内的 T 细胞负责对付病毒,如果得不到充足休息,T 细胞的数量就会减少,免疫系统功能就会下降,带状疱疹发生的概率便会随之增加。

而过度安逸、长期养尊处优、四体不勤,则会导致气机不畅,筋肉松弛,脾胃功能减弱等,也会导致"体虚",从而致病。所以,平时一定要养成良好的生活习惯,注意劳逸结合。

3. 摄情志

中医的"七情"就是每个人都有的对外的情志反应,情绪变化就是人体生理活动的一部分,一般不会致病,只有突然、强烈或长期持久的情绪刺激,超出了人体的正常生理范围,导致气机

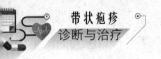

紊乱才会致病。《素问》曰："百病生于气也,怒则气上,喜则气缓,悲则气消,恐则气下,寒则气收,炅则气泄,惊则气乱,劳则气耗,思则气结。"情志和调,则气血调畅,正气充盛,脏腑功能协调,体质强壮,从而预防疾病的发生。

现代人长期工作、生活压力过大,心情烦躁,会导致正气不足,机体免疫力下降,从而诱发带状疱疹。生活当中难免会有很多压力,要学会疏散压力,稳定情绪,保持心情舒畅,不要给病毒的感染创造机会。

人与自然、社会是一个协调的统一体。自然界的四时气候变化,工作环境、强度的变化必然影响人体,使之发生相应的生理和病理反应。人们只有顺应自然变化的规律,能动地调节工作生活,才能达到保证健康、预防疾病的目的。只要做到顺应自然、起居有常、劳逸适度、恬淡虚无,避免六淫侵害、劳逸不当及情志损伤,就可以一定程度上防止疾病的发生。

食疗有什么特点

食疗,是利用食物进行防病治病或促进病体康复的一种方法。食物疗法寓治于食,不仅能达到保健强身、防治疾病的目的,而且还能给人感官上、精神上的享受,使人在享受食物美味之中,不知不觉达到防病治病的目的。

食疗最显著的特点就是对人体基本上无毒副作用。利用食物(谷肉果蔬)性味方面的偏颇特性,能够有针对性地用于某些病症的治疗或辅助治疗,调整阴阳,使之趋于平衡,有助于疾病的治疗和身心的康复。但食物毕竟是食物,它含有人体必需的各种营养物质,即便辨证不准确,食物也不会给人体带来太大的危害。正如名医张锡纯在《医学衷中参西录》中所说"食疗病人服之,不但疗病,并可充饥,不但充饥,更可适口,用之对症,病自渐愈,即不对症,亦无他患"。因此,食物疗法适应范围较广泛,主要针对亚健康人群,其次才是患者。

食疗应如何选择正确的食材

辨证施治是中医治疗疾病的指导原则,即在临床治疗时要根据病情的寒热虚实,结合患者的体质给予相应的治疗。只有在正确辨证的基础上进行选食配膳,才能达到预期效果。根据中医"虚者补之""实者泻之""热者寒之""寒者热之"的治疗原则。

1. 虚者补之

虚证患者以其阴阳气血不同之虚,分别给予滋阴、补阳、益气、补血的食品。如阴虚者,可见手足心热、心烦失眠、盗汗等症状,宜多食山药、甘蔗、梨等滋阴润燥的食物;阳虚者,可见畏寒怕冷、四肢不温、大便溏薄、小便清长等症状,宜多食韭菜、姜、胡椒、栗子等温阳散寒的食物;气虚者,可见语声低微、气短懒言、精神不振、体倦乏力等症状,宜多食大枣、花生、山药、粳米等补气的食物;血虚者,可见面色苍白、唇舌爪甲色淡、头晕眼花、妇

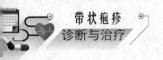

女月经量少色淡等症状,宜多食红枣、龙眼肉、猪血、乌鸡、桑葚等补血养血的食物。

2. 实者泻之

实证患者应根据不同实证的证候,给予各种不同的祛除实邪的食疗食品。如心肝火旺者,可见烦躁易怒、失眠、口苦、口舌生疮、头痛胁痛等症状,宜多食苦瓜、苦菜、西瓜等清火除烦的食物;痰湿者,可见腹部肥满、身重不爽、头重如裹等症状,宜多食薏米、红豆、冬瓜等健脾除湿的食物。

3. 热者寒之

热证患者应给予寒凉性质的食疗食品。热证者,可见恶热喜冷、口渴喜冷饮、面红目赤、烦躁不宁、痰涕黄稠、小便短赤、大便干结等症状,宜多食小麦、薏米、黄瓜、苦瓜等凉性食物。

4. 寒者热之

寒证患者应给予温热性质的食疗食品。寒证者,可见恶寒喜暖、面色苍白、肢冷蜷卧、口淡不渴、痰涎涕清稀、小便清长、大便稀溏等症状,宜多食牛羊肉、辣椒、韭菜、姜蒜、杧果等热性食物。

另外,还需“因人制宜”“因时制宜”“因地制宜”。“因人制宜”即考虑个人的体质特点,例如形体肥胖之人多痰湿,宜多吃清淡化痰的食品;形体消瘦之人多阴虚血亏津少,宜多吃滋阴生津的食品。“因时制宜”即考虑四时的特点,例如春季万物始动、阳气发越,此时要少吃肥腻、辛辣之物,以免助阳外泄,应多食清淡之果蔬、豆类及豆制品;夏季炎热多雨,宜吃些甘寒、清淡、少油的食品,如绿豆、西瓜、鸭肉等;秋季万物收敛、燥气袭人,宜吃些滋润性质的食品,如梨、乳类、蛋类等;冬季天寒地冻、万物伏藏,此时最宜吃些温热御寒之品,如羊肉、狗肉、干姜等。"因地制宜"即考虑地域特点,例如贵州、四川等地气候湿热,身体表面湿度与空气饱和湿度相当,难以排出汗液,令人感到烦闷不安,宜多食辛辣食物驱寒祛湿,养脾健胃。

食疗应注意避免哪些误区

1. 盲目进补

有些人自觉身体虚亏,便常用补益药如人参酒、黄芪淮山羹之类来进补,以为有益无害,不料这类东西对阴虚的人(面色苍白、惊悸不安、低热、盗汗、口渴、舌红少苔、失眠多梦)来说是不可用的,用了反而消耗阴津,使症状加重。上述诸补益食疗制剂对气虚的人很有作用,这类人动则气喘,头昏自汗、大便稀薄,内脏下垂(胃下垂、肾下垂、子宫下垂、脱肛),用上述补益药就对症了。所以,必须对症进补。

2. 滥用药物食品

近些年来,"药物食品"(如"人参软糖""鹿茸软糖""人参奶粉""人参饼干"等)流行起来,这些"药物食品"一旦滥用危害很大。它能使人体正常的生理活动遭到破坏,甚至致病。人参有促进性腺激素分泌的作用,鹿茸一般用来治疗阳痿,儿童如随意食用这类所谓"药物食品",会使儿童早熟,出现长胡须、阴毛等性发育提前现象。还有些"药物食品"(如一些饮料)含有咖啡因

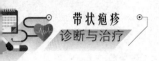

等兴奋药物,大量使用,干扰人体的生物节律,有害健康。还有的人自制"约物食品",如有人认为甘草是有益无害的良药,加上其甜味可口,于是便把甘草泡水当茶饮。这是十分危险的。

3. 不辨宜忌

在进行食疗的过程中,辨清食物对不同的人的宜忌十分重要。比如吃鱼,许多人认为人人皆宜。其实不是如此。鱼所含的鱼油主要是二十碳五烯酸,具有抑制血小板凝集的作用,对防治冠心病和脑血栓形成大有益处,可是因其降低了血小板的凝聚性,可引起各种自发性出血,包括脑出血。有研究表明,因纽特人以鱼为主食,他们很少有人患冠心病和脑血栓,但脑出血却成了他们重要的死亡原因。所以,有脑出血倾向或已经有过脑出血史的人,就不宜盲目大量进食鱼类。

有氧运动有哪些

有氧运动是指主要以有氧代谢提供运动中所需能量的运动方式。有氧运动不仅能减少内脏脂肪,在过程中还能促进一氧化氮分泌。一氧化氮能增强免疫系统,不仅在生理上能促进心血管功能、降低罹患心脏病及糖尿病的危险因子,预防、控制慢性病,还能延缓衰老,在心理上还能增加自信、降低忧郁症的发病、提高自我控制能力。有氧运动是一种有利于身心健康的运动,对带状疱疹的预防也大有裨益。

低强度、长时间的运动,基本上是有氧运动,比如,走步、慢跑、长距离慢速游泳、骑自行车、跳舞等。下面介绍几种最受欢迎的有氧运动。

1. 游泳

运动优点:游泳需克服水的阻力而非重力,肌肉和关节不易受损,能有效保护膝关节。

适宜人群:膝关节受损人群、体重严重超标人群、增强体质的人群。

运动周期:每周3～4次,每次30～60分钟。

2. 慢跑

运动优点:提高睡眠质量,通过跑步,大脑的供血、供氧量可以提升20％,这样夜晚的睡眠质量也会跟着提高;"通风"作用,在跑步的过程中,肺部的容量平均从5.8升上升到6.2升,同时,血液中氧气的携带量也会大大增加;提高心脏功能,长期慢跑可使安静心率减慢、血管壁的弹性增加;解压,慢跑可以缓解紧张和焦虑。

适宜人群:需要减肥、缓解压力、调节亚健康,以及预防心血管疾病的人群。

运动周期:每周3～4次,每次40～60分钟。

3. 自行车

运动优点:延缓大脑老化,提高神经系统的敏感度;提高心肺功能,锻炼下肢肌力和增强全身耐力。对颈椎病、腰椎间盘突出等有很好的锻炼和康复效果。

适宜人群:体重严重超标、颈椎病和腰椎间盘突出的人群。

运动周期:每周3～4次,每次40～60分钟。

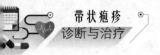
进行有氧运动前需要做哪些准备

1. 吃一些富含氨基酸的食物。在脂肪燃烧的同时,肌肉也会紧收而变得酸痛,而在运动前食用些类似海鲜饭团或是麻婆豆腐这样富含氨基酸的食物,就能较好地缓解肌肉的酸痛和僵硬。

2. 运动前喝一杯热饮。这样可以有效地促进新陈代谢,使身体提前预热,在最短的运动时间里发挥出最好的效果。

3. 在运动之后应该进行放松运动。

4. 运动前或后建议做好准备工作,来保证有氧运动,避免因缺氧带来的不适。

有氧运动是不是越多越好

进行有氧运动是要注重限度的,过量会对机体造生损伤。相关研究发现,进行 2 个小时的有氧运动,体内 90％的白氨酸就会被消耗掉,而白氨酸对肌肉的生长起着非常重要的作用。而且锻炼过度,肌肉很容易会被拉伤。

古代功法有哪些

古代功法是指古代医家取于自然、医理、经验等创立的多种有益健康、延年益寿的运动功法,可以帮助人们锻炼身体,增强抵抗力,预防感冒、带状疱疹等疾病的发生。比较普及的功法如八段锦、易筋经、太极拳、华佗五禽戏等,在现代仍然受到欢迎。在新冠肺炎疫情时的方舱医院,医生带着患者做八段锦、五禽戏等,帮助他们恢复健康、保持乐观心态。

八段锦动作如何

八段锦起源于北宋,至今有八百多年的历史。古人把这套动作比喻为"锦",意为五颜六色,美而华贵,体现其动作舒展优美。现代的八段锦在内容与名称上均有所改变。此功法分为八段,每段一个动作,故名为"八段锦",练习无需器械,不受场地局限,简单易学,节省时间,作用显著,男女老少皆适宜。动作及要领如下。

第一式　双手托天理三焦

两掌向上至胸部时,翻掌上托,舒胸展体,抬头看手;抻拉时下颏微收,头向上顶,略有停顿,脊柱上下对拉拔长,力由夹脊发,上达两掌;两掌下落时要松腰沉髋,沉肩坠肘,松腕舒指,保持上体中正。

第二式　左右开弓似射雕

两腕交搭时沉肩坠肘,掌不过肩;开弓时力由夹脊发,扩胸展肩,坐腕竖指,充分转头,侧拉之手五指要并拢屈紧,臂与胸平,八字掌侧撑需立腕、竖指、掌心涵空。略停两秒,保持抻拉,

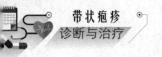

有开硬弓射苍鹰之势。

第二式　调理脾胃臂单举

单臂上举和下按时,要力达掌根,舒胸展体,拔长腰脊,要有撑天拄地之势。

第四式　五劳七伤往后瞧

两掌扶按时立项竖脊,两臂充分外旋,展肩挺胸,转头不转体。

第五式　摇头摆尾去心火

马步扶按时要悬项竖脊、收髋敛臀、上体中正;侧倾俯身时,颈部与尾间对拉拔长;摇头时,颈部尽量放松,动作要柔和缓慢,摆动尾间力求圆活连贯。

第六式　双手攀足固肾腰

双手反穿经腋下尽量旋腕,俯身摩运时脊柱节节放松,至足背时要充分沉肩;起身时两掌贴地面前伸拉长腰脊,手臂主动上举带动上体立起。

第七式　攒拳怒目增气力

马步下蹲时要立身中正,马步的高低可根据自己腿部的力量灵活掌握;左右冲拳时怒目瞪眼,同时脚趾抓地,拧腰顺肩,力达拳面,旋腕要充分,五指用力抓握。

第八式　背后七颠百病消

提踵时脊柱节节拉长,脚趾抓地,脚跟尽量抬起,两腿并拢,提肛收腹,头向上顶,略有停顿,保持平衡;下落时沉肩,颠足时身体放松,咬牙,轻震地面。

功法特点:柔和缓慢,圆活连贯,松紧结合,动静相兼。

功效:消除疲劳;促进血液循环;增强体质;疏通经络。

注意事项：1.不要马上吃饭，练习完八段锦后血液多集中在肌肉和呼吸系统，消化系统血液减少，这时吃饭不容易消化；2.不可立即洗澡，练习完八段锦后可能会有出汗的现象，毛孔张开，这时如果洗澡，容易感冒；3.不宜抽烟喝酒，八段锦注重呼吸、血液循环，刚刚练习完就吸烟喝酒，烟酒中的有害物质更容易被人体吸收；4.不宜立即蹲下，练习八段锦会促进身体的血液循环，这时蹲下的话，会阻碍血液向腿部流通，容易使人更加疲劳；5.不宜饭后或饥饿的状态下练习，否则会容易引起低血糖、头晕等症状。饭后有些人喜欢马上练习，这样容易呕吐。

不宜人群：1.有脊髓症状者，如脊髓压迫症、脊髓损伤者；2.严重心、脑、肺疾病患者；3.过于体虚者。

八段锦什么时间练最好

最好选择早上6～7点钟进行练习的。如果早上没有时间也可以选择在晚上练习，一般在21点前后是比较好的。如果时间比较晚，到12点以后，最好不要进行练习。同时，在晚上练完以后也不能马上睡觉，要注意练完一小时以后再睡。

八段锦练习的频率是多少

一周最好不要少于5次。每次练习的时间不要过长，在40

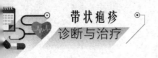

分钟左右就可以了。

八段锦适宜哪些人练

八段锦的适宜人群非常广泛，少年儿童、中青年、老年人都可以练。八段锦属于温和的健身功法，有滋生气血、平衡阴阳、调理脏腑的功效，少年儿童练可以增强免疫力，中青年练可以促进新陈代谢、预防肥胖、强身健体、调理亚健康体质，老年人练可以延缓衰老、延缓智力退化速度、预防疾病。

八段锦练习多久能起作用

每个人练八段锦的初衷都不一样，有的人只是想要锻炼，而有的人想要减肥、治疗某些慢性疾病，许多人是在坚持了3～6个月时后身体才得到改善。

易筋经动作如何

中医典籍《黄帝内经》将中医的治疗手段归纳为"六艺"，即针、灸、砭、药、导引、按跷。其他五种都是外援之法，靠别人助力，只有导引是调动自身的积极性，自救、自疗、自养，是由内而外的内应之法。易筋经源于一部介绍强身健体的导引术的专著《易筋经》，流传过程中演变为一门功法，传承至今已有1 500年历史，其本质是古代导引术之一。易筋经具有强健体魄、预防疾病的功效，长期以来在佛家及民间习武人士之间广为流传。动作及要领如下。

第一式　韦驮献杵

两臂曲肘，徐徐平举至胸前成抱球势，屈腕立掌，指头向上，掌心相对（10厘米左右距离）。此动作要求肩、肘、腕在同一平面上，合呼吸酌情做8～20次。

第二式　横担降魔杵

两足分开，与肩同宽，足掌踏实，两膝微松；两手自胸前徐徐外展，至两侧平举；立掌，掌心向外；吸气时胸部扩张，臂向后挺；呼气时，指尖内翘，掌向外撑。反复进行8～20次。

第三式　掌托天门

两脚开立，足尖着地，足跟提起；双手上举高过头顶，掌心向上，两中指相距3厘米；沉肩曲肘，仰头，目观掌背。舌舐上腭，鼻息调匀。吸气时，两手用暗劲尽力上托，两腿同时用力下蹬；呼气时，全身放松，两掌向前下翻。收势时，两掌变拳，拳背向前，上肢用力将两拳缓缓收至腰部，拳心向上，脚跟着地。反复8～20次。

第四式　摘星换斗势

右脚稍向右前方移步，与左脚形成斜八字，随势向左微侧；屈膝，提右脚跟，身向下沉，右虚步。右手高举伸直，掌心向下，头微右斜，双目仰视右手心；左臂曲肘，自然置于背后。吸气时，

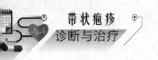
头往上顶,双肩后挺;呼气时,全身放松,再左右两侧交换姿势锻炼。连续5~10次。

第五式　倒拽九牛尾势

右脚前跨一步,屈膝成右弓步。右手握拳,举至前上方,双目观拳;左手握拳;左臂屈肘,斜垂于背后。吸气时,两拳紧握内收,右拳收至右肩,左拳垂至背后;呼气时,两拳两臂放松还原为本势预备动作。再身体后转,成左弓步,左右手交替进行。随呼吸反复5~10次。

第六式　出爪亮翅势

两脚开立,两臂前平举,立掌,掌心向前,十指用力分开,虎口相对,两眼怒目平视前方,随势脚跟提起,以两脚尖支持体重。再两掌缓缓分开,上肢成一字样平举,立掌,掌心向外,随势脚跟着地。吸气时,两掌用暗劲伸探,手指向后翘;呼气时,臂掌放松。连续8~12次。

第七式　九鬼拔马刀势

脚尖相衔,足跟分离成八字形;两臂向前成叉掌立于胸前。左手屈肘经下往后,成勾手置于身后,指尖向上;右手由肩上屈肘后伸,拉住左手指,使右手成抱颈状。足趾抓地,身体前倾,如拔刀一样。吸气时,双手用力拉紧,呼气时放松。左右交换。反复5~10次。

第八式　三盘落地势

左脚向左横跨一步,屈膝下蹲成马步。上体挺直,两手叉腰,再屈肘翻掌向上,小臂平举如托重物状;稍停片刻,两手翻掌向下,小臂伸直放松,如放下重物状。动作随呼吸进行,吸气时,如托物状:呼气时,如放物状,反复5～10次。收功时,两脚徐徐伸直,左脚收回,两足并拢,成直立状。

第九式　青龙探爪势

两脚开立,两手成仰拳护腰。右手向左前方伸探,五指捏成勾手,上体左转。腰部自左至右转动,右手亦随之自左至右水平划圈,手划至前上方时,上体前倾,同时呼气:划至身体左侧时,上体伸直,同时吸气。左右交换,动作相反。连续5～10次。

第十式　卧虎扑食势

右脚向右跨一大步,屈右膝下蹲,成右弓左仆腿势;上体前倾,双手撑地,头微抬起,目注前下方。吸气时,同时两臂伸直,上体抬高并尽量前探,重心前移;呼气时,同时屈肘,胸部下落,上体后收,重心后移,蓄势待发。如此反复,随呼吸而两臂屈伸,上体起伏,前探后收,如猛虎扑食。动作连续5～10次后,换左弓右仆脚势进行,动作如前。

第十一式　打躬势

两脚开立,脚尖内扣。双手仰掌缓缓向左右而上,用力合抱头后部,手指弹敲小脑后片刻。配合呼吸做屈体动作;吸气时,身体挺直,目向前视,头如顶物;呼气时,直膝俯身弯腰,两手用力使头探于膝间作打躬状,勿使脚跟离地。根据体力反复8～20次。

第十二式　掉尾势

两腿开立,双手仰掌由胸前徐徐上举至头顶,目视掌而移,身立正直,勿挺胸凸腹;十指交叉,旋腕反掌上托,掌以向上,仰

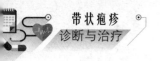

身,腰向后弯,目上视;然后上体前屈,双臂下垂,推掌至地,昂
首瞪目。呼气时,屈体下弯,脚跟稍微离地;吸气时,上身立起,
脚跟着地;如此反复 21 次。收功:直立,两臂左右侧举,屈伸
7 次。

功效:1.可促进全身气血运行,及时消除疲劳、增强抵抗力;
2.有醒脾养胃之功效,可预防胃肠道疾病的发生;3.可运动全身
关节、骨骼,有效治疗或预防颈椎病、关节痛等;4.可通达气机,缓
解胸闷、胀痛等;5.可固肾腰,有防治耳鸣的功效。

注意事项:1.保持练功地方空气流通,光线保持光明,尽量在
环境好的室外练功;2.尽量穿宽松的棉织品衣物,取出身上束缚
和会影响经络流通的物件,比如手表、腰带等;3.尽量不要赤脚直
接站在水泥地面上,必须站在泥土、地毯或者木板上;4.不可当风
练功,有汗时候尤其注意,练完后也不可马上用冷水洗澡,因为
练功时毛孔是张开的,半小时后才可洗澡,温水为宜;5.餐后半小
时方可练功,练完功不可立即进食,15 分钟之后方可;6.情绪不
平静时,不可勉强练功。

哪些人适合练易筋经

易筋经适合各年龄层的亚健康人及慢性病患者练习,尤其
适合强直性脊柱炎患者。

易筋经能单个动作练习吗

易筋经是一套完整的套路式锻炼功法,建议进行全套完整练习。也可以根据自身的健康状况和身体素质,有选择性地进行单个动作的练习。

如何配合音乐练习

易筋经习练音乐古朴、大气、悠扬、空灵,配乐练习有助于更好地入静,提高练功效果。但在配乐练习中应做到有音乐而不唯音乐,既要顺着音乐的旋律又不能受音乐节奏所限制。易筋经的特点之一就是自然流畅并无明显的节拍。如果规定每个人都按一定的节拍进行练习,那就把"功"变成"操"了。由于每个人的体能、情绪、精神、健康状况不同,会有不同的练习体验和习练行进速度。即使是同一个人,由于以上因素的改变,也会产生不同的练习体验。

太极拳有哪些基本特征

太极拳,是以中国传统宗教哲学中的太极、阴阳辩证理念为核心思想,集颐养性情、强身健体、技击对抗等多种功能为一体,

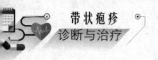

结合易学的阴阳五行之变化、中医经络学、古代的导引术和吐纳术形成的一种内外兼修、柔和、缓慢、轻灵、刚柔相济的中国传统拳术。

1. 特殊的技击性。太极拳是拳，不是操也不是舞，是一种极高层次的技击。

2. 突出的哲理性。从太极拳的产生到具体动作都有深刻的哲理，这种哲理性已上升到理性指导层次，融入具体动作形态中，如阴阳辨证哲理，具体为拳中的虚实、开合、动静等。

3. 明显的健身性。在健身方面太极拳的一系列技术要求，源于传统医学，又符合现代科学，如拳论所称的"若问用意终何在，益寿延年不老春"。

总之，具有特殊的技击性、突出的哲理性、明显的健身性，同时又符合太极拳系列技术要求，才算是太极拳。出于不同的练习目的，可以有所侧重，但是作为完整的太极拳技术要求，最佳的练习效果应该是三性有机的统一。

太极拳流派有哪些

传统太极拳门派众多，常见的太极拳流派有陈式、杨式、武式、吴式、孙式、和式等派别（见表2），各派既有传承关系，相互借鉴，也各有自己的特点，呈百花齐放之态。为了便于在广大群众中推广太极拳，在杨式太极拳的基础上，删去繁难和重复的动作，选取24式，编成"简化太极拳"，是目前练习太极拳最普及的版本。

表2 太极拳流派分类

以姓氏命名		
陈氏太极拳(陈王廷)	杨氏太极拳(杨露禅)	吴式太极拳(吴鉴泉)
武式太极拳(武禹襄)	孙氏太极拳(孙禄堂)	赵堡太极拳(蒋发)
郑子太极拳(郑曼青)	和式太极拳(和兆元)	王氏太极拳（王雷）
董式太极拳(董英杰)	田式太极拳	熊式太极拳
侯氏太极拳(侯春秀)	郝式太极拳	傅式太极拳(傅振嵩)
沙式太极拳(沙国政)	顾式太极拳(顾汝章)	宋式太极拳(宋远桥)
张氏太极拳(冼孟豪)	樊氏太极拳(樊桂或称樊锦洲)	李式太极拳(李瑞东)
洪式太极拳(洪均生)	王振华九式太极拳	孟式太极拳(孟连福)
非姓氏命名		
武当太极拳	八卦太极拳	忽雷太极拳(李景炎)
禅门太极拳	腾挪太极拳(李作智)	意象太极拳(陈庆华)
宗岳门太极拳	玄门太极拳	龙岳太极拳(张伯夷)
东岳太极拳	猴形太极拳(丁鹤翔)	蛇雀太极拳
游龙太极拳(犹龙太极拳)	龙形太极拳	龙蛇太极拳
峨眉太极拳	鸳鸯太极拳	形意太极拳
平衡太极拳	循经太极拳	松溪太极拳（太极长拳、问津拳）
如意太极拳(石明)	昆仑太极拳(陈太平)	原地太极拳(胡启贤)
坐式太极拳(吴家轮椅太极拳)	十三势太极拳(太极十三势)	无极门太极拳
四维太极拳(薛安日)	如是太极拳	养生太极拳
三星太极拳(李蓉)	简化太极拳(国家体育运动委员会)	九式太极拳养生功

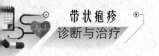
动作及要领如下

第一式　起势

两脚开立,两臂前举,屈膝按掌。

第二式　左右野马分鬃

收脚抱球,左转出步,弓步分手;后坐撇脚,跟步抱球,右转出步,弓步分手;后坐撇脚,跟步抱球,左转出步,弓步分手。

第三式　白鹤亮翅

跟半步胸前抱球,后坐举臂,虚步分手。

第四式　搂膝拗步

左转落手,右转收脚举臂,出步屈肘,弓步搂推;后坐撇脚,跟步举臂,出步屈肘,弓步搂推;后坐撇脚,跟步举臂,出步屈肘,弓步搂推。

第五式　手挥琵琶

跟步展手,后坐挑掌,虚步合臂。

第六式　倒卷肱

两手展开,提膝屈肘,撤步错手,后坐推掌。(重复4次)

第七式　左揽雀尾

右转收脚抱球,左转出步,弓步棚臂,左转随臂展掌,后坐右转下捋,左转出步搭腕,弓步前挤,后坐分手屈肘收掌,弓步按掌。

第八式　右揽雀尾

后坐扣脚、右转分手,回体重收脚抱球,右转出步,弓步棚臂,右转随臂展掌,后坐左转下捋,右转出步搭手,弓步前挤,后坐分手屈肘收掌,弓步推掌。

第九式　单鞭

左转扣脚,右转收脚展臂,出步勾手,弓步推举。

第十式　云手

右转落手,左转云手,并步按掌,右转云手、出步按掌。(注:重复3次)

第十一式　单鞭

斜落步右转举臂,出步勾手,弓步推掌。

第十二式　高探马

跟步后坐展手,虚步推掌。

第十三式　右蹬脚

收脚收手,左转出步,弓步划弧,合抱提膝,分手蹬脚。

第十四式　双峰贯耳

收脚落手,出步收手,弓步贯拳。

第十五式　转身左蹬脚

后坐扣脚,左转展手,回体重合抱提膝,分手蹬脚。

第十六式　左下势独立

收脚勾手,蹲身仆步,穿掌下势,撇脚弓腿,扣脚转身,提膝挑掌。

第十七式　右下势独立

落脚左转勾手,蹲身仆步,穿掌下势,撇脚弓腿,扣脚转身,提膝挑掌。

第十八式　左右穿梭

落步落手,跟步抱球,右转出步,弓步推架;后坐落手,跟步抱球,左转出步,弓步推架。

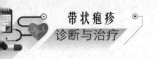

第十九式　海底针

跟步落手,后坐搨手,虚步插掌。

第二十式　闪通臂

收脚举臂,出步翻掌,弓步推架。

第二十一式　转身搬拦捶

后坐扣脚右转摆掌,收脚握拳,垫步搬捶,跟步旋臂,出步裹拳拦掌,弓步打拳。

第二十二式　如封似闭

穿臂翻掌,后坐收掌,弓步推掌。

第二十三式　十字手

后坐扣脚,右转撇脚分手,移重心扣脚划弧。

第二十四式　收势

收脚合抱,旋臂分手,下落收势。

功效:①激活自身修复系统,增强抵抗力;②调节心理、情志,使人心情舒畅,改善人的精神状态;③改善睡眠质量;④缓解肌肉疲劳、强筋健骨;⑤增强心肺功能,防治高血压、心脏病等。

注意事项:①场所清静。春、夏、秋季节最好在庭院、走廊、公园、树林等空气清新和安静的场所,冬季寒冷最好在室内场馆。②通风避风。要保持空气清新,不宜在煤烟弥漫、空气污浊的庭院里进行健身锻炼同时要避免过堂风、大风等。③衣着宽松。上衣和裤子不宜穿得过紧,裤带也要扣得宽紧适度;鞋子要穿得舒适,不宜穿太紧或太宽松的鞋子。④准备活动。在运动前一定要做准备活动,如伸展、弯腰、下蹲等,否则容易引起扭伤、碰伤、骨折等。

禁忌证:①忌松散无力;②忌僵硬练力;③忌串门走户(即不

同流派太极拳的招式混杂);③忌杂拳同练(即与其他拳法招式混杂);④忌急于求成、过度练习。

什么时间练习太极拳最适宜

1.最好选择晨时 4 点至 6 点之间,因为太阳是半夜绕过地球背面开始转向我们居住的这一面,自然界大气受激发,开始缓慢上升。人体的内气在这个时刻,同样也受激发而开始缓慢上升,有利于从事练功活动。2.晚上 8 点至 9 点,这时运动可调动内气,同时容易向外吐放蕴藏在脏腑内的浊气,还可以加强脏腑经络活动功能,疏通气血,有利于子夜入眠后人体阴气转向上升之时吸取同质大气。

太极拳练习量一般是多少

对于初学者来说,如果仅仅想保持身体健康,可以每天早晚各练一刻钟,也就是每天 30 分钟。

华佗五禽戏动作如何

华佗五禽戏发源于亳州,是东汉医学家华佗继承古代导引

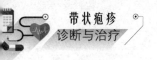
养生术,依据中医学阴阳五行、藏象、经络、气血运行规律,观察禽兽活动姿态,用虎、鹿、猿、熊、鸟等动物形象、动作创编的一套养生健身功法。华佗五禽戏,五种动作各有特点,各有侧重,但又是一个整体,如能经常坚持综合练习,就能起到调养精神、调养气血、补益脏腑、通经活络等作用,对高血压、冠心病、神经衰弱等慢性疾病均有较好的治疗和康复作用,对疲劳、感冒、带状疱疹等体虚易感的疾病均有预防作用。动作要领及功效如下。

1. 虎戏

习练虎戏时,需手足着地,身躯前纵后退三次,然后引腰、昂头,如虎行步,前进、后退七步。虎戏气势威猛,能升肾水之气以固肾,肾气固则精气足,气足则五脏六腑皆固。久练能通督脉,督脉通,诸脉皆通,精力自然充沛。

2. 鹿戏

习练鹿戏时,需双足着地,回头顾盼两次,然后左脚右伸、右脚左伸两到三次。较之虎戏的威猛,鹿戏则显得安详,需要以意领气,气蓄于丹田,能使气盈溢而散布到人体内各处,配合呼吸,气行血走,血液循环周流。正如华佗所述:"血脉通,病不得生。"

3. 熊戏

习练熊戏时,需仰卧,两手抱膝抬头,躯体向左、右倾侧着地各七次,然后蹲起,双手左右按地。熊戏沉稳,模仿熊的形象,取其体笨力大敦厚之性。习练时,意随形动,形随意动,达到形意一体。熊戏主脾胃,练熊戏能起到四肢筋腱、肌肉发达、增长力气、灵活关节、强身壮体的作用。

4. 猿戏

习练猿戏时,需双手攀物悬空,伸缩躯体七次,或以下肢钩住物体使身体倒悬。然后手钩物体做引体向上七次。猿戏灵巧,仿效猿的动作,外可练肢体灵活,内可抑情志动荡,即可练心。心神主血脉,血脉疏通可提神,因此久练猿戏,能够灵活脑筋、增强记忆、开阔心胸,也可防治健忘、心脑等疾病。

5. 鸟戏

习练鸟戏时,需一足立地,两臂张开作鸟飞状。然后取坐位,下肢伸直,弯腰用手摸,再屈伸两臂各七次。鸟戏轻盈,仿效鸟展翅飞翔的动作,具有气脉、增强肺活量、疏通经络、灵活关节、疏导真气通三关、达顶门之效,使上下运行而得安静,神静则气足,气足而生精,精溢而化气,从而达到精、气、神三元合一,体健身轻,延年益寿。

注意事项:1.选择平坦宽阔的地方练习,切勿在凉台、河边、高处边缘地方练习,以防发生事故;2.练习时穿着宽松的衣物,拿掉手表、眼镜、钢笔、硬币等,避免练功时损坏物体或碰伤身体;3.在练习时思想集中,排除心中的杂念,做到心静神凝;4.要呼吸自然,千万不要憋气,身体各部位要放松舒适。

哪些人不宜练习五禽戏

五禽戏相对于其他的功法而言,体力消耗还是比较大的,特别体虚的人,如恶性肿瘤、严重心衰患者不建议练习。此外,五

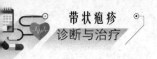

禽戏有较多前俯后仰的动作,筋骨受伤的人、孕妇等不建议练习。

五禽戏能单独练习吗

练习五禽戏可以根据自身的身体情况,可以每部戏单独练习,也可以按照"虎—鹿—熊—猿—鸟"的顺序练习。

五禽戏的练习频率是多少

原则上以不疲劳为度,每日可练习二至三次。但每个人体质不同,对于体质差的人,要注意循序渐进地增加运动量,不要操之过急,如果感到疲劳应休息一两天再继续练功。

什么时间段练习五禽戏最合适

清晨、睡前练习最适宜。

健康中国·家有名医丛书
总书目

第一辑

1. 下肢血管病诊断与治疗
2. 甲状腺疾病诊断与治疗
3. 中风诊断与治疗
4. 肺炎诊断与治疗
5. 名医指导高血压治疗用药
6. 慢性支气管炎诊断与治疗
7. 痛风诊断与治疗
8. 肾衰竭尿毒症诊断与治疗
9. 甲状腺功能亢进诊断与治疗
10. 名医指导合理用药
11. 肾脏疾病诊断与治疗
12. 前列腺疾病诊断与治疗
13. 脂肪肝诊断与治疗
14. 糖尿病并发症诊断与治疗
15. 肿瘤化疗
16. 心脏疾病诊断与治疗
17. 血脂异常诊断与治疗
18. 名医教你看化验报告
19. 肥胖症诊断与治疗
20. 冠心病诊断与治疗
21. 糖尿病诊断与治疗

第二辑

1. 尿石症诊断与治疗
2. 子宫疾病诊断与治疗
3. 支气管哮喘诊断与治疗
4. 胃病诊断与治疗
5. 盆底疾病诊断与治疗
6. 胰腺疾病诊断与治疗
7. 抑郁症诊断与治疗
8. 绝经期疾病诊断与治疗
9. 银屑病诊断与治疗
10. 特应性皮炎诊断和治疗
11. 乙型肝炎、丙型肝炎诊断与治疗
12. 泌尿生殖系统感染性疾病诊断与治疗

13. 呼吸道病毒感染诊断与治疗
14. 心血管内科疾病诊断与治疗
15. 老年眼病诊断与治疗
16. 肺结核病诊断与治疗
17. 斑秃诊断与治疗
18. 带状疱疹诊断与治疗
19. 早产儿常见疾病诊断与治疗
20. 儿童佝偻病、贫血、肥胖诊断与治疗
21. 儿童哮喘诊断与治疗
22. 皮肤溃疡诊断与治疗
23. 糖尿病视网膜病变诊断与治疗
24. 儿童性早熟诊断及治疗
25. 儿童青少年常见情绪行为障碍诊断和治疗
26. 儿童下肢畸形诊断和治疗
27. 肺癌诊断与治疗